EDAF

MADRID • MÉXICO

LORRAINE C. LADISH

ME SIENTO GORDA

Una historia de bulimia y anorexia

BOLSILLO EDAF

Dirección en Internet: http://www.arrakis.es/~edaf
Correo electrónico: edaf@arrakis.es

Foto de portada: Sandra Carbonell

Depósito legal: M. 35.474-1998
ISBN: 84-414-0446-1

PRINTED IN SPAIN IMPRESO EN ESPAÑA

Gráficas COFÁS, S.A. - Pol. Ind. Prado Regordoño - Móstoles (Madrid)

Dios, concédeme serenidad
para aceptar aquello que no puedo cambiar,
valor para cambiar aquello que sí puedo
y sabiduría para poder distinguir la diferencia.

ORACION DE LA SERENIDAD

La verdad espera a todo aquel que desea encontrarla.

Para llevar algo a tu vida, imagínate que ya está allí.

RICHARD BACH, *Uno*

A todas aquellas muchachas, mujeres
(y algunos hombres)
que todavía están inmersas
en la bulimia y anorexia: hay esperanza.

Índice

Págs.

Mi más sincero agradecimiento

A mi padre, por decirme desde niña que tenía talento para escribir.

A Laura, por sentarse conmigo a recordar el dolor pasado, por el bien de las muchas mujeres que sufrimos desarreglos de la alimentación.

A Arturo Ruibal, por preguntarme tantas veces: «¿Y ese libro?», cuando ni siquiera lo había empezado a escribir, y por revisar el primer borrador de mi manuscrito ¡en domingo!

A Elena Camañas, por aquel fin de semana en que estuvo pegada a su fax recibiendo hoja tras hoja de mi primer borrador para darme su opinión, mientras tenía que atender a su familia y su trabajo.

A José Luis de la Serna y Pilar Matey, y al periódico *El Mundo,* por apoyarme y escribir aquel primer artículo sobre mi libro, mucho antes de su publicación.

A mis profesores de danza, en especial Lola Chico, Lucía Caruso y Carl Paris, por sus enseñanzas dentro y fuera de clase.

A todos mis amigos, precisamente por serlo.

A Adolfo y Guillermo Schreier, por ser siempre tan cariñosos y dialogantes conmigo.

A todas aquellas personas con las que he trabajado y que han creído en mi talento.

A Marisol y Debbie, por su apoyo y entusiasmo.

A mis editores, por sus opiniones y consejos.

A mis gatitos, por darme calor «humano» en mis momentos de tristeza, y por hacerme jugar con ellos como una niña en mis momentos de alegría.

A todas aquellas personas que han compartido conmigo su experiencia, y que me han hecho saber que yo no era «un bicho raro».

Introducción

EL título del libro ME SIENTO GORDA es una frase que hemos pronunciado todas, y con la que la mayoría de las mujeres nos sentimos identificadas alguna vez.

La imagen es una cuestión de creciente importancia dentro del mundo actual. Creo que todas las mujeres que conozco están preocupadas e incluso algunas obsesionadas por estar jóvenes, delgadas, en forma y con sonrisa de anuncio. De hecho, yo soy una de ellas. Queremos ser «perfectas». A muchas esta presión de los medios de comunicación, la publicidad y la sociedad, en general, nos ha creado un gran problema de autoimagen. Nos sentimos constantemente en conflicto con nosotras mismas, y llegamos a vernos de una manera distorsionada, lo cual a muchas nos causa una gran angustia e interfiere en nuestras vidas, en nuestras relaciones, en nuestras profesiones y a veces llega a afectar a nuestra salud, tanto mental como física. En mi caso, la obsesión con estar delgada y no saber darle la importancia justa al tema, me llevó a vomitar, a comer compulsivamente en «protesta» y para ahogar mis sentimientos, a abusar de los laxantes y diuréticos, y a odiarme profundamente a mí misma. Afectó mis estudios, mi trabajo, mis relaciones familiares y sociales...

Cuando quise buscar ayuda para solucionar mi problema, me sentí muy sola. En España no encontré apenas información en forma de libros, prensa escrita, ni debates o programas televisivos. De vez en cuando, alguna revista tímidamente publicaba un artículo sobre los problemas de la mujer con su imagen, con la comida, las dietas, la bulimia y la anorexia. Pero muy de vez en cuando. También hallé algún libro médico especializado, que al ser tan técnico no llegaba a comprender del todo, puesto que están dirigidos a profesionales de la medicina.

A los problemas sociales tales como el alcohol, el SIDA, la violencia, todos ellos temas de actualidad y que nos preocupan e incumben a muchas personas, también deberíamos añadir la cuestión de «sentirse gorda», que es un tema que nos preocupa a la mayoría de las mujeres y que a veces desemboca en enfermedades como la bulimia y la anorexia, que pueden incluso llegar a ser mortales.

Todas las revistas femeninas publican dieta tras dieta, en cada uno de sus números que las mujeres seguimos comprando como posesas, demostrando que nos preocupa muchísimo adelgazar. Si fuese tan sencillo como ponerse a dieta (que de por sí no es fácil), perder peso y ya está... nunca más haría falta seguir una dieta, y otra, y otra... Perdemos peso, luego engordamos, volvemos a perder peso... engordamos, y empezamos a sentirnos cada vez más culpables por querer comer y más presionadas por estar delgadas. Acabamos por sentirnos gordas constantemente. Y muchas veces, este sentimiento desemboca en desarreglos alimentarios que pueden llegar a ser muy serios.

Hasta ahora no había encontrado un libro sobre este tema escrito en español, enfocado desde el punto de vista de experiencia personal y humana. Por eso decidí escribirlo yo. Quisiera que la sociedad hispana sepa y reconozca que los desarreglos alimentarios existen, que no son nada de lo que avergonzarse, y que la bulimia y la anorexia son un problema creciente. Quisiera que se saque a la luz, que se estudie, se hable y se escriba mucho más sobre ello, para buscar soluciones, ayudar a las que hasta ahora padecíamos en silencio y evitar que siga extendiéndose el problema.

Prólogo a la nueva edición

HAN pasado cinco años desde que escribí este libro. Cinco años durante los cuales he recibido muchas cartas de lectoras, de sus padres y amigos, compartiendo conmigo sus historias. He acudido a entrevistas en medios de comunicación para volver a contar pinceladas de la experiencia que aquí relato. Sé que he llegado al corazón de muchas personas y, echando la vista atrás, me siento satisfecha de haberlo conseguido. Siempre me tendré que enfrentar a las bromas de quienes por ignorancia o miedo ridiculizan los trastornos psicológicos y alimentarios. Pero está con creces compensado por aquellos que me han parado por la calle para agradecerme que haya compartido públicamente lo que bien podría ser su propia lucha con la anorexia o la bulimia.

Mi vida ha cambiado mucho desde entonces, y para ser sincera diré que me gustaría releer el libro y modificarlo de arriba a abajo. Cambiar el título, ponerlo al día, mejorarlo y darle el aire que creo que me caracteriza hoy. He evolucionado en mi forma de escribir, en el contenido de mi obra, en mis aspiraciones e inquietudes. Pero cambiar sustancialmente el contenido de este libro le restaría la honestidad y el tono visceral que a tantas personas ha conmovido. Aunque ahora mi escritura vaya por otros derroteros, siempre recordaré que mis inicios están aquí recogidos. Este libro fue el tapón que descorchó la botella de mi vocación. De pequeña le preguntaba a mi padre «¿crees que podría escribir un libro algún día?». Hoy sonríe recordando aquella pregunta. Ya tengo varios publicados. Y espero que otros tantos por escribir.

Mi historia no termina al final de este libro. Pero cuando lo escribí, fue auténtico, lo hice con el corazón. Con el corazón de alguien que todavía no las tenía todas consigo. He cumplido unos cuantos años, he ganado en serenidad e introspección, después de superar duras pruebas, tanto personales como profesionales.

Las mujeres que lean este libro no deben creer que el amor de una pareja nos proporcionará la solución a nuestros males. El amor tiene que brotar de nuestro interior. De lo contrario, si la pareja se rompe, nos rompemos nosotras con ella. No merece la pena. El capítulo, «Quién soy hoy», ya forma parte de mi pasado, al igual que dentro de unos años lo hará este prólogo.

Lectoras y entrevistadores me preguntan a menudo si me gusta mi vida. La respuesta es sí. Cada día más. Otra pregunta habitual es si alguna vez me siento triste o deprimida. Si tengo miedo de recaer en viejas pautas de conducta. Claro que sí. Como todo ser humano. Tengo días mejores y peores. No todo ha sido un paseo desde que se publicó *Me siento gorda*. He atravesado una dolorosa ruptura sentimental, una depresión, la muerte de un familiar, dificultades personales y profesionales. La vida no es fácil, pero no es fácil para nadie, con o sin trastornos de alimentación. Cuando te liberas de la anorexia o la bulimia tienes que enfrentarte a ti misma, y reconstruirte como ser humano. Es cierto que se trata de una tarea diaria, que no se puede abandonar, porque si no, corres el peligro de caer en picado. Y a fuerza de tesón, de propósito y de unas enormes ganas de vivir, he seguido escribiendo y persiguiendo mis anhelos. Que son principalmente estar en equilibrio y en paz conmigo misma.

Nuestra vida es lo que hacemos de ella. Cuanto ponemos de nuestra parte para procurar ver el lado positivo y superar nuestros conflictos, problemas y enfermedades, tanto psicológicas como físicas, la vida parece un poco menos difícil. Todos los acontecimientos, tanto los felices como los tristes o dolorosos, sirven de aprendizaje.

Familia y amigos siguen siendo pilares importantes para mí. Algunos se han quedado por el camino, otros se han incorporado al mismo sendero en algún cruce inesperado. El amor ha vuelto a mi vida, y aunque a veces tengo que vérmelas con el miedo de volver a sufrir, es muy reconfortante saber que es posible remontar los baches de la vida y compartirla con una persona muy especial. Sé que mis conflictos son responsabilidad mía, y procuro solucionarlos en cuanto veo que estoy afectando a otras personas con mis inseguridades o neurosis.

A todos los que hoy mantienen lazos afectivos conmigo, vuelvo a dar las gracias, porque me enriquecen, me enseñan y a veces me soportan. A mi esposo, que se atreve a quererme por quien soy y a pesar de quien soy, también.

Y, finalmente, gracias a las personas que me han escrito después de leerme, dándome ánimos y satisfacción, ayudándome a superar los malos ratos y a disfrutar más de los buenos.

Con mucho cariño,

LORRAINE C. LADISH
Madrid, 1998

¿Te sientes gorda?

«Gordos, flacos, o entre ambos extremos, todos los consumidores por impulso se sienten gordos. Cuando dicen que se sienten gordos, están realmente diciendo que se sienten mal.»

J. R. HIRSHMANN y C. H. MUNTER,
La obsesión de comer

PARA empezar, poco importa que lo estés o no. Poco importa lo que te digan los demás. Lo importante es *cómo te sientes.* Estamos de acuerdo que la obesidad morbosa es dañina para la salud, pero si tú no percibes la gordura como un problema, no lo es tanto. El título de este capítulo explica a quién va dirigido *especialmente* este libro. *A cualquier mujer que se sienta gorda,* lo esté o no bajo términos médicos. Y ¿por qué a mujeres? No es porque quiera discriminar a los hombres, ni mucho menos. *(Si eres hombre, por favor, lee ahora mismo el capítulo titulado «¿Es sólo una cuestión femenina?» y decide por ti mismo).* Es por el simple hecho de que yo soy mujer. Es por el simple hecho de que por eso entiendo más a las mujeres que a los hombres, y en último caso, porque escribo desde mi propia experiencia personal. Porque durante años yo también me he sentido gorda, estándolo realmente o no. Y estoy convencida de que las personas tenemos la obligación moral de aportar nuestra experiencia personal en beneficio de los demás que es, en definitiva, beneficio nuestro. El no compartir nuestros sentimientos por vergüenza, por miedo, por orgullo, agrava nuestros problemas internos, que acaban por exteriorizarse de forma insospechada cuando hacemos todo lo posible por reprimirlos. Estoy harta de callarme, y espero que tú también te sientas harta cuando leas la última frase de este libro, y me permitas ayudarte y a ayudar a otras mujeres como tú. Cuando hablo de mujeres, no hay límite de edad por encima o por debajo.

Basta con presentar *los síntomas:*

El primero y más importante es, repito, *cómo te sientes.* Si te sientes gorda, vamos a ver qué más te puede estar pasando, te ha pasado alguna vez, o quizá te pueda pasar en el futuro (aunque espero contribuir a evitarlo). Dejas que tu estado de ánimo gire en torno a la cifra que señala la aguja de la báscula. Además, resulta que te pesas varias veces al día. No todas actuamos igual. A lo mejor no te pesas nunca, pero te cuesta un esfuerzo sobrehumano no hacerlo. Quizá no te peses nunca pero es para evitar enfrentarte a una realidad que no te gusta pero que dirige tu vida. El hecho principal es que la báscula te causa problemas. Dependes de ella, pero la odias. En tu armario tienes ropa de varias tallas, si eres de las que fluctúa mucho de peso. Si tu peso se mantiene dentro de unas variaciones de un par de kilos (lo cual es, aunque no nos guste, normal biológicamente), tendrás ropa para los días en que *te sientes gorda* y ropa que reservas para los días en que te sientes delgada. Seguramente tienes unos vaqueros (o cualquier otra prenda) favoritos que son la «medida de tu gordura», y te los pruebas un sinfín de veces para comprobar cómo te sientes dentro de ellos, y en consecuencia, te gustas más o menos en ese momento. A veces el sentirte más o menos gorda ni siquiera depende de la báscula. A veces depende de cómo o qué es lo que has estado comiendo últimamente. Puede que te sientas gorda cuando te has comido un kilo de pasteles, pesas 70 kilos y mides un metro cincuenta, pero es igualmente posible que sea así aunque te comas una zanahoria, la báscula marque 45 kilos y midas un metro setenta. Si te gusta el deporte, puede que llegue un momento en que te sientas mal cuando crees que no has hecho suficiente ejercicio. Es frecuente que le des importancia a los comentarios de los demás, y te sientas más o menos gorda en relación a eso, pero sólo cuando los comentarios son negativos. Qué fácil es hacer caso cuando te dicen que has engordado, que tienes que adelgazar, pero qué difícil es creerse que estás bien tal y como estás, incluso cuando te dicen que estás demasiado delgada. Tus relaciones con los demás también se pueden ver afectadas cuando te sientes gorda. Sales menos, te alejas de tus amigos, retrasas reuniones, cenas, etc., para los momentos en los que te sientes más delgada.

¿Qué van a pensar los demás si te ven tan terriblemente hinchada? Te rodeas de espejos para comprobar tu apariencia física, para estudiar cada centímetro de tus defectos, de tu gordura, de tu celulitis, para vigilar que no aparezca, o para castigarte viendo cómo aumenta y recriminarte por ello. Pero como este tipo de personas somos extremistas, quizá hagas todo lo contrario. Huyes de los espejos como los vampiros de la luz. No te quieres ver porque no te gustas. No haces el amor con tu pareja los días que te sientes gorda, no dejas que te vea el cuerpo desnudo, porque te sientes la antítesis de la mujer «sexy» en esos momentos.

¿Que cómo lo sé? Pues porque yo he pasado por lo anterior en todas sus combinaciones y variables posibles. Al menos así lo percibo yo, que es lo que al fin y al cabo de verdad importa. También sé con certeza que les pasa a otras mujeres porque he conseguido conectar con muchas que comparten estos problemas (muchas más de las que lo admiten y demasiadas en general), hemos hablado de ello y nos cuesta creer que se parezcan tanto nuestras emociones y experiencias que con tanto secreto guardamos.

Bulimia/Anorexia

AHORA vamos a ir *un poco más lejos.* La insatisfacción física con una misma puede desembocar en comportamientos autodestructivos, que pueden tomar casi cualquier forma. Yo me voy a centrar en el que conozco, que es el *castigo o el desahogo mediante la comida.* Puede ser en exceso, en defecto, o una combinación de ambos. Parece que cuanto menos nos gustamos más nos castigamos, y viceversa. Es la pescadilla que se muerde la cola.

Hay diferentes grados de insatisfacción con una misma, al igual que hay diferentes estados de sentirse gorda. Los casos extremos son la *bulimia* y la *anorexia,* ya catalogadas como enfermedades. No se sabe exactamente si son desarreglos químicos cerebrales, o comportamientos aprendidos. Pero sí se consideran enfermedades comparables a la de cualquier adicción. De hecho puede manifestarse una adicción a comer compulsivamente, a la purga, a la obsesión con la delgadez. En los Estados Unidos hay un término: *bulimarexia* que busca definir la combinación de los dos estados anteriores (a veces la delimitación entre una y otra enfermedad es bastante difícil de calcular).

Definiciones del Diccionario de Julio Casares de la Real Academia Española:

Bulimia: f. Med. Hambre canina.
Anorexia: Falta anormal de apetito.

Sin embargo, a la hora de la verdad, estas definiciones se quedan cortas en cuanto a los sentimientos y los comportamientos que envuelven estos estados o enfermedades. Quiero llamarlos «estados» porque, si te sientes identificada con algo de lo que te voy a explicar a continuación, quiero que tengas bien claro que desde luego puede ser un estado transitorio, que se puede llegar a controlar o paliar (con mucho esfuerzo desde luego) y que no tiene por qué definirte como persona. Es importante que reconozcas que *padeces* una enfermedad o afección, pero *tú no eres la enfermedad en sí.* Lo importante es reconocer estos estados para poder tomar medidas y frenarlos. Son enfermedades que en un momento determinado se escapan del control de la persona que las padece, pero *son tratables.*

Hay ciertas diferencias entre la *bulimia* y la *anorexia,* aunque a veces no está claro dónde termina una afección y empieza la otra.

■ Bulimia

Principalmente, la *bulimia* se presenta por primera vez en mujeres adolescentes, muy exigentes consigo mismas. Somos muy perfeccionistas. Queremos que nos quieran, que nos admiren, tener un cuerpo perfecto, pero a la vez no nos sentimos merecedoras de ello. La bulimia se manifiesta de muchas maneras y no siempre se tienen todos los síntomas a la vez. Entre ellos, y por experiencia, también te puedo contar algunos que quizá te resulten familiares:

Generalmente te controlas cuando comes en compañía de otras personas, y esperas estar sola para «descontrolarte» e ingerir cantidades inimaginables de comida, en muy poco tiempo y sin decoro alguno. Cuando la satisfacción se convierte en gula y luego en asco y rechazo por la comida, paras, con el estómago hinchado y una sensación de culpabilidad y desesperación que te embarga y te llena de odio hacia ti misma. Entonces viene el momento de *la purga* y te pones a dieta, ayunas durante un día o dos, haces ejercicio hasta no poder más, ingieres grandes cantidades de laxantes y/o diuréticos, o te vas al cuarto de baño y vomitas todo lo que puedes, incluyendo tu rabia y odio hacia ti misma. Luego te sientes más aliviada, y te juras no volverlo a hacer nunca más. Pero ese «nunca» se trunca cuando menos lo esperas y empieza el ciclo de nuevo. Esto puede ocurrirte una vez al mes, un par de veces a la semana o varias veces en un mismo día. Evidentemente, cuanto más frecuente sea, más te afecta psíquica y físicamente. Puede ser que tengas fluctuaciones notables de peso. Yo las he tenido de hasta quince kilos.

Sobre todo si tienes periodos en los que eres capaz de ejercer un gran autocontrol, y te pones a dieta, generalmente de forma draconiana, pierdes peso y luego, sin saber exactamente cómo, te ves arrastrada hacia la comida y no puedes parar de comer, de tal forma que recuperas rápidamente el peso perdido y a veces unos cuantos kilos más. Esto lo llaman «el síndrome yo-yo», que hace estragos con tu autoestima, ya que los demás son testigos de tus rápidas subidas y bajadas de peso. Creo que a veces resultaría más fácil admitir ante los demás que se es alcohólica que bulímica. Comentar que se es bulímica, o comedora compulsiva, sobre todo en el transcurso de una cena o en una sobremesa no nos suena demasiado «sofisticado», ¿verdad?

Habrá épocas en que consigas mantener un mismo peso, aun cuando comes en exceso y vomitas, pero los efectos negativos físicos y psíquicos son igualmente dañinos. Lo único es que lo puedes mantener más «en secreto». Es posible que cuando no puedes esperar a estar sola, comas mucho delante de los otros y te digan que les sorprende que puedas estar tan delgada «con lo que comes», y qué suerte tienes. Si ellos supieran... A nadie nos gusta que la gente nos imaginen comiendo descontroladamente y metiéndonos luego los dedos en la garganta para vomitar. Y desde luego, lo peor de todo es que alguien nos sorprenda durante algún momento del proceso. Es que no estoy hablando siquiera de comerte una tableta de chocolate a escondidas, ni de repetir postre después de comerte un plato de cocido. Hablo de varias tabletas de chocolate, pasteles, pan con mantequilla, un litro de helado, una caja de galletas, vasos y vasos de leche con chocolate, quizá tartas enteras comidas a bocados sin cucharilla ni tenedor. Es sólo un ejemplo. Las combinaciones o preferencias individuales de comida son múltiples. Hay veces que puedes abrir la nevera y meter las manos en cualquier recipiente que veas con sobras de comidas familiares, mezclando dulce con salado, y desde luego siempre bebiendo lo suficiente como para facilitarte el vómito después. Sólo si te ha pasado alguna vez podrás comprender exactamente los sentimientos que se alternan y se mezclan antes, durante y después de estos «trances». Si no te ha pasado nunca, mucho mejor, y espero ayudarte a evitarlo empezando por contarte por experiencia a lo que puede llevar este tipo de «adicción». Créeme, no es nada divertido. Esta ansia puede llegar a dominar tu vida.

Las **consecuencias** de este tipo de comportamiento son bastante negativas. Aparte de que baja tu autoestima y crece tu capacidad de odio hacia ti misma, llegando incluso a la **depresión,** hay **efectos físicos,** como pueden ser:

pérdida de potasio (produce calambres y mareos), desmayos, arritmias, taquicardias, estreñimiento crónico, problemas nefríticos, úlcera, hernias de hiato, bajadas súbitas de tensión, desarreglos menstruales, caries (los ácidos del estómago perjudican tremendamente a los dientes), y las acusadas fluctuaciones de peso, que producen estrías y celulitis, entre otras cosas. Las glándulas salivares se inflaman, dando aspecto de tener el cuello hinchado. Se retienen muchos líquidos, ya que el cuerpo intenta compensar los que ha perdido masivamente mediante los diuréticos o los vómitos, lo cual te hace sentirte más gorda, y odiarte más todavía.

En casos graves se pueden producir paradas cardiacas e incluso la muerte, bien durante el atracón, la purga, o debido a los desarreglos electrolíticos y pérdidas de potasio que afectan el funcionamiento normal del metabolismo.

Conocer las consecuencias de este tipo de comportamiento, cuando te embarga, no es suficiente para abandonarlo. Es como el fumador empedernido que sabe que el tabaco puede producir cáncer de pulmón, o el alcohólico que sabe que puede terminar con una cirrosis galopante. No es suficiente.

Generalmente procuras esconder como puedes tu comportamiento, y muchas veces piensas que es imposible que nadie en el mundo se comporte de forma semejante. Es muy difícil aceptarlo y más aún contárselo a otra persona. Te sientes inadecuada y en cierto sentido, fracasada. Además, estás atrapada, y no ves una salida a tu problema. Aunque quieres controlarlo todo, sientes que la comida te controla a ti. Esta situación se puede prolongar durante años, si no se busca ayuda. Una vez iniciado el proceso, es vital buscar ayuda externa.

Algunos de los síntomas externos que te pueden hacer sospechar que tu hermana, hija, amiga (o tú misma) sufren de **bulimia** son los siguientes. Recuerda que no todos se presentan necesariamente al mismo tiempo. A mayor número de síntomas, mayor es la gravedad de la enfermedad.

— Consumir grandes cantidades de comida alta en calorías (sobre todo dulces) de golpe, seguidas de periodos de ayuno, dietas estrictas o purgas (vómito autoprovocado, abuso de laxantes, diuréticos, pastillas para adelgazar).

— Comer a escondidas.

— Fluctuaciones de peso rápidas, frecuentes y evidentes debido a los ciclos de comer descontroladamente y ayuno (o purga) posterior.

— Excesiva y **obsesiva** preocupación manifiesta con la comida/las dietas y peso/imagen corporal.

— Glándulas inflamadas (debajo y delante de las oreias).

— Decoloración de los dientes y caries abundantes.

— Vestir con ropa amplia para ocultar «la gordura» (real o imaginaria).
— Sentimientos de culpabilidad y vergüenza después de un atracón de comida.
— Depresiones, ataques de llanto, ira.

■ La anorexia

La anorexia es familia directa de la bulimia, pero mucho más conocida por ahora y, aparentemente, más fácil de detectar que la bulimia. También suele comenzar en la adolescencia, sobre todo en chicas que temen hacerse mujeres. Suelen tener un rendimiento escolar excepcional y destacar por sus buenas notas. Rechazan las formas femeninas. Quizá fuesen gorditas de pequeñas, y ahora luchan contra el más mínimo indicio de grasa corporal. Su forma de actuación consiste en rechazar tajantemente la comida. Su cuerpo se acomoda a subsistir con cantidades mínimas de alimento. Se producen pérdidas de peso espectaculares, dejando a la persona extremadamente delgada y con un aspecto enfermizo que alarma a los que la conocen. Si se ve forzada a comer por familiares o amigos, se irá al cuarto de baño a vomitar el trocito de filete que se ha comido. Aun cuando tiene la piel «pegada a los huesos», se ve gorda, y cuanto más insisten los demás en que está demasiado delgada, más contenta se siente con su aspecto. Mientras que la persona bulímica se purga porque ha comido en grandes cantidades, la anoréxica ve cualquier tipo de alimento como una amenaza, y come lo menos posible y vomita incluso pequeñas cantidades de comida que haya ingerido. También es posible que haga ejercicio de forma compulsiva, y que abuse de los laxantes y los diuréticos, además de cualquier «ayuda» farmacéutica para perder peso. En los casos más extremos, se puede producir la hospitalización.

Yo tuve un par de compañeras de colegio (eran hermanas) que no tenían fuerzas ni para andar, y casi ni hablar, y en el hospital les administraban suero para que no murieran de inanición. Cuando se recuperaban un poco y se les permitía ir al colegio algunos días (no tenían energía física ni mental para mayores esfuerzos), resultaba patético ver su aspecto de piel casi transparente recubriendo el hueso y poco más. Era horrible. ¡Nadie imaginaba cómo podían verse gordas! Habían sido guapas, pero parecían cadáveres. Por esto es por lo que la anorexia es más difícil de ocultar y suele recibir tratamiento médico antes que la bulimia. Sin embargo, ambos casos requieren cuidados especiales.

Las **consecuencias** de la anorexia incluyen inanición, desarreglos electrolíticos, deshidratación, irregularidades cardiacas, amenorrea (ausencia de menstruación), desmayos, convulsiones y, en última instancia, muerte.

Algunos de los síntomas externos que te pueden hacer sospechar que tu hermana, hija, amiga (o tú misma) sufren de **anorexia** son los siguientes:

— Miedo irracional a engordar que no mejora con la pérdida de peso.
— Práctica excesiva de deporte/ejercicio aun llegando a la fatiga extrema.
— Patrones de alimentación extraños como por ejemplo, cortar la comida en pedacitos muy pequeños, o jugar con la comida en el plato. Mentir con respecto a lo que (no) se ha comido.
— Imagen corporal distorsionada —siempre se siente gorda aun presentando delgadez extrema.
— Vestir con varias capas de ropa, y sobre todo ropa suelta, para esconder la forma de su cuerpo (y para protegerse del frío excesivo que se siente debido a la escasez de grasa corporal).
— Depresión.

Tanto la **bulimia** como la **anorexia** son formas de ahogar sentimientos, de rebelarnos y protestar, de castigarnos, y probablemente de llamar la atención y a veces, inconscientemente, de querer castigar a los demás.

Ahora ya se consideran enfermedades y el comer compulsivamente, una adicción. Los desarreglos alimentarios se presentan con frecuencia en modelos, bailarinas, gimnastas, corredoras y personas que viven de su físico, de estar delgadas y guapas. Pero cada vez más se da en chicas jóvenes y mujeres «normales» que buscamos parecernos a estas personas a las cuales tomamos como patrón.

Tanto bulímicas como anoréxicas pensamos que «cuando estemos delgadas» (o **más** delgadas) nuestra vida será perfecta.

■ Una historia de anorexia

Lamentablemente, cada vez son más los casos de anorexia admitidos en los medios de comunicación por actrices, gimnastas y modelos. Esto no excluye a personas anónimas para el gran público, y cada caso se convierte en un drama personal que alcanza magnitudes insospechadas, afectando y devastando a la enferma, a su familia y amigos. Asociaciones en defensa de la anorexia y la bulimia agrupan a los padres de estas chicas que han caído en las garras de este lento suicidio, en un intento de buscar soluciones para este monstruo que amenaza con acabar con la alegría de la adolescencia y la juventud de nuestras mujeres.

Ana cuenta las veces que ha estado ingresada en el hospital por su extrema delgadez. Además de desear estar delgada, su anorexia era un intento vano de conseguir respeto y autonomía, una expresión muda de las emociones que intentaba reprimir. Sobre todo el miedo o la ira, que no sabía expresar con palabras. La primera vez que tocó fondo tenía dieciocho años, y estaba estudiando, o intentaba hacerlo. Desde los trece años se encontraba sumida en una lenta muerte por inanición. Siempre había estado demasiado ocupada, frenéticamente ocupada, como para darse cuenta de que se estaba muriendo. Nunca antes había admitido que estaba delgada, hasta que un día se atrevió a mirarse al espejo, procurando sujetarse las braguitas con los huesos de las caderas. Parecían la percha perfecta para la ropa interior. Donde debía estar el trasero, había un hueco. La rabadilla le sobresalía porque no tenía carne que la cubriera. Donde debía tener el pecho estaban las prominencias de las costillas, que no necesitaban sujetador. Por fin, pensó, estoy delgada. Pero no se le ocurrió que quizá estaba *demasiado* delgada. Bebía café tras café a lo largo del día, para mantenerse en pie. Ocultaba sus manos temblorosas debajo de la mesa o en los bolsillos, para que los demás no las vieran. La piel era tan transparente que se le veían las venas de los brazos, del cuello, del rostro. Sus amigos empezaron a decirle que estaba fea, más que fea, que daba miedo mirarla. Cuando hacía ejercicio para evitar que un solo gramo de grasa estropeara su frágil silueta, los huesos se le clavaban en el suelo, amoratándole la piel. Ella sólo era capaz de pensar que sus amigas envidiaban su delgadez y que su familia era cruel con ella por obligarla a comer.

Me habla de cuando se sentía poseída por la anorexia. Su cuerpo intentaba vivir, pero ella sólo deseaba morir. Estaba en batalla constante consigo misma. Cuando alguien intentaba hacer que comiera y ella sucumbía, Ana vomitaba, vomitaba tanto que al final, cuando tosía, escupía sangre. Se acostumbró a llevar pañuelos para ocultarlo. Sin embargo estaba asustada. Cuando caminaba por la calle todo parecía irreal. Se mareaba y se sujetaba contra las paredes para no caerse. Por fin la hospitalizaron la primera vez porque se desmayó cruzando la calle. Sus padres creyeron que se asustaría tanto que reaccionaría. «No podía sino mentirles para que me dejaran en paz», dice ahora. Cuando los médicos la pesaban para comprobar su progreso, Ana se metía cosas en los bolsillos, o bebía litros de agua o se hinchaba a comer, para engañar a la báscula, y luego lo devolvía todo en el cuarto de baño.

Ganaba dos o tres kilos y le daban el alta. Para perder el peso indeseable, Ana se hinchaba a laxantes y productos para inducir el vómito. Hasta el siguiente desmayo. Después de un mes de sentarse a la mesa con su familia y echarse las cucharadas de comida en la servilleta que se ponía en las rodillas, en lugar de metérsela en la boca. Un mes de levantarse en mitad de la noche para hacer ejercicio en su habitación. Un mes durante el cual volvía locos a sus hermanos y a sus padres. Y a sus amigas, que no querían salir con una loca. «Me decían que estaba loca, y acabé por creer que era cierto.» No, no estaba loca, pero sí gravemente enferma, psicológica y físicamente. Como tantas y tantas mujeres jóvenes.

Cuando la obligaron a ponerse en tratamiento psiquiátrico para evitar adelgazar después de la última hospitalización, Ana acudió al terapeuta vestida con varias capas de ropa. Era verano. El terapeuta le aconsejó que visitara a un médico para combinar la terapia con un seguimiento de su condición física. Tras iniciar y abandonar la terapia más de una vez, la vez que oyó a su madre gritar «¡está muerta!» y llorar desconsoladamente, algo en su cerebro se disparó, y desde entonces ha seguido los consejos médicos. Siempre luchando en contra de la enfermedad. Su madre la había encontrado desnuda en el baño, sin conocimiento, después de un episodio de vómitos inducidos y colitis provocada por los laxantes. Un leve despertar le mostró el rostro aterrorizado de la mujer que la había traído al mundo, y nunca olvidará aquella imagen. «Me di cuenta de lo mucho que sufrían por mí los demás y comprendí que la anorexia era como un monstruo que me apartaba de la realidad».

Hoy Ana tiene veinticinco años. El final de la historia es parcialmente feliz. Las secuelas de la anorexia le impedirán tener hijos. No ha vuelto a tener una menstruación normal desde los diecisiete años. A veces siente las largas pausas que se producen entre los latidos de su corazón. «No, aún no quiero morir», piensa en cada ocasión. Cuando sonríe, muestra una hilera de dientes y muelas rellenos con empastes para cubrir las caries. Tiene que cuidarse al practicar deporte porque tiene los huesos débiles. Parecen los de una mujer mayor, y es aún joven. Tiene muchas ganas de vivir, pero es consciente de que tiene ciertas limitaciones que nunca superará.

«Si lo hubiera cogido a tiempo», se lamenta ahora, mirando al cielo. «Ojalá pudiera evitar que otras mujeres se maten intentando estar delgadas.» Una vez instalada la anorexia es difícil ser consciente de que se padece. Pero no es imposible. Que esta historia sirva al menos para prevenirla en las muchachas que no han caído. «No merece la pena morir para no engordar.» Un cuerpo perfecto no es el que está en los huesos, sino el que está saludable. Ana sigue estando delgada, pero no enfermizamente delgada. Sabe que depende del criterio de los demás para establecer su peso ideal, porque ya hace tiempo que perdió la noción de la normalidad. Pero es capaz por fin de llevar una vida normal, de trabajar, disfrutar y relacionarse con los demás sin matarse de hambre.

Algunas mujeres que conozco

«Es la condición social de la mujer, dicho sea sin ningún tipo de demagogia, la que se pone de manifiesto a través de la anorexia nerviosa y otros trastornos afines.»

J. TORO y E. VILLARDEL,
Anorexia nerviosa

CASI todas las mujeres que conozco se preocupan en mayor o menor grado por su aspecto, pero todas se preocupan. No todas tienen desarreglos alimentarios, claro está. Pero algunas son más susceptibles que otras de contraerlos. A continuación te cuento brevemente situaciones que viven diversos tipos de mujeres de la sociedad actual.

Patricia* es una chica muy delgada y guapa, que no aparenta la edad que tiene. Es profesora, y hace muy bien su trabajo. Sus alumnos y alumnas nunca sospecharían que detrás de esa fachada de persona abierta y segura de sí misma se esconde una persona tímida y

---

* Los casos son reales y los cuento con el permiso de las protagonistas, pero cambiando sus nombres para proteger su intimidad.

miedosa, que se siente insegura de su imagen. Ella misma sabe que es anoréxica, pero como se mantiene dentro de los límites de la normalidad externa (en cuanto a peso), si no la conoces mucho, ni te das cuenta, y lo disimula bastante. Sale con sus amigos a comer o cenar y parece que come bien, con ganas, mientras habla animadamente. Su aspecto de niña alegre y delgadita te hace pensar la suerte que tiene de poder comer lo que quiera y estar así. Mientras los demás piden los cafés, ella se excusa para ir al servicio, y nadie se da cuenta de que tarda un poquitín más de lo normal. Lleva tantos años vomitando, que ya no le hace falta ni meterse los dedos. Pide una infusión, enciende un cigarrillo, y sigue charlando, aunque no tan animadamente como antes, porque por dentro se siente culpable y hundida por lo que acaba de hacer y le cuesta un esfuerzo ocultar sus sentimientos de dolor emocional e incluso físico delante de los demás.

Una vez estuvo internada en el hospital, porque además de vomitar todo alimento que cruzaba el umbral de sus labios, tomaba botes enteros de laxantes y diuréticos. De tanta pérdida de potasio, a veces se desplomaba al suelo y era incapaz de mover un solo músculo, ni hablar para pedir ayuda. Una noche despertó de una pesadilla: estaba rebozada en sus propios excrementos, y se sentía tan débil que creía morir. En el hospital le pusieron una botella de suero «gota a gota», y le llevaban a la cama buenas raciones de comida y vitaminas para que recuperase peso. Un día mientras cenaba, por casualidad vio un cartelito con la cantidad de calorías (3.500, todavía lo recuerda) que tenía el plato que estaba comiendo. Apartó como pudo la bandeja de comida, descolgó la botella de suero y, sujetándola, se fue al cuarto de baño, para vomitar aquello que le habían servido «para hacerla engordar». ¡Cuánto odiaba a todas esas personas que querían verla engordar! ¡Cómo se atrevían a decirle lo que tenía que comer y cuánto! Lleva más de diez años con este tipo de problemas. A los quince años había estado «rellenita» y los chicos se metían con ella porque tenía mucho pecho. Y odiando ese cuerpo que tantos problemas le causaba, y, en conflicto por sus ganas de comer desaforadas, consiguió reducir su tamano al del cuerpo de una niña, aun siendo mujer, pero a costa de vomitar todo lo que el cuerpo le pedía comer, y que su mente rechazaba. Sufre mucho por su cuerpo, que aunque delgado en extremo, ella sigue viendo cubierto de grasa, hinchado y deforme. Y aunque, como te he dicho, sabe y reconoce que es anoréxica ante las demás personas que tenemos un problema con la comida, no es capaz de salir de su círculo vicioso que cada vez le ocasiona más problemas psicológicos y físicos que hace todo lo posible por esconder.

Jenny * es modelo. Quiere y «tiene» que estar delgada. La primera vez que se presentó en una agencia de modelos le dijeron que tenía una cara muy fotogénica, pero que debía perder unos cinco centímetros de las caderas, cuando dijo sus medidas. Ni tan siquiera se pararon a mirarla. Simplemente se basaban en que sus caderas medían cinco centímetros más que su pecho y en que esas medidas son desproporcionadas. En sus ratos libres hace ejercicio frenéticamente, hora tras hora. A veces se presenta en el gimnasio tres veces al día, si tiene oportunidad, para ejercitar su cuerpo al máximo y mantenerlo libre de grasa superflua. Se alimenta de batidos dietéticos y píldoras adelgazantes, buscando la combinación idónea para una mayor y más rápida pérdida de peso. Ya lo creo que ha perdido peso, y demasiado. Sólo vive para estar delgada. Últimamente tiene las ojeras muy marcadas y se encuentra muy cansada. Tiene la cara demacrada y está perdiendo la «chispa» de su antaño vivaz mirada. No suele admitir que tiene un problema con la comida, que cada vez soporta menos. La comida es para ella una amenaza para su profesión. A veces, cuando hablamos, llora desconsoladamente, sin saber por qué. Se deprime con frecuencia, y vive dominada por el miedo a engordar. Cuando va al médico, le pide algo para «levantarle el ánimo», sabiendo que las pastillas le ayudan a no sentir hambre, y a seguir adelgazando. A pesar de su anorexia, que ella niega ante sus amigos y familiares, incluso ante el médico, de vez en cuando, su mente y su cuerpo le juegan una «mala pasada», y se encuentra de repente devorando comida como un animal hambriento. Esto la llevó a verse enfrentada a un retrete que ella misma había atrancado con su propio vómito, en casa de una amiga donde le habían invitado a cenar. Cogió el vaso de los cepillos de dientes de la familia y lo sumergió en el retrete, vaciando su contenido en el lavabo y la bañera, con los dos grifos abiertos para deshacerse de aquello. Lo hizo tantas veces como fue necesario, sudando y deseando que aquello no estuviese ocurriendo, mientras que la madre de su amiga llamaba a la puerta del cuarto de baño para preguntar si estaba bien. Tardó unos quince minutos en poder tirar de la cadena y comprobar cómo, por fin, el retrete tragaba, sin tener que pedir ayuda a nadie ni dar explicaciones. Tuvo que fingir que le había sentado mal la cena porque le habían oído vomitar, aunque pudo ahorrarse la explicación de su pequeña «complicación» con el retrete.

Isabel * es bailarina. También es muy atractiva y llama la atención cuando camina por la calle. Desde más o menos los 16 años, cuando estaba gordita y actuaba en un espectáculo para niños enfundada en un traje de pollito, ha visto engordar y adelgazar sus muslos, sus glúteos. Le gustaría mucho tener más pecho, aunque otras chicas que lo tienen abundante se lo cambiarían sin pensar para poder hacer «top-less» en la playa tranquila y cómodamente como hace ella. Su mayor conflicto ha sido siempre sus muslos, que tapaba con jerseys largos, pantalones anchos, pero que a la hora de bailar en algún espectáculo sólo podía cubrir con unas finas mallas (que aprietan mucho, eso sí). Formando parte de un ballet de un programa de televisión, una vez le dijeron que estaba demasiado gorda y que tenía que adelgazar, y aquello la hundió. A ella le gustaba comer, pero odiaba su cuerpo, y además se ganaba la vida bailando. ¡Y una bailarina no puede estar gorda! Ahogaba su frustración y su rabia hacia los que le decían que tenía que adelgazar comiendo bollos después de los ensayos, mientras se daba largas caminatas, parándose en las pastelerías a comprar comida por el camino. Luego seguía dietas drásticas que no confesaba a nadie y adelgazaba. Cuando quedábamos para ir al cine nos inflábamos las dos a palomitas, dulces y helados. Ambas nos preocupamos mucho del aspecto de la otra, y en mis épocas de estar más delgada, ella se ha preocupado porque «me faltaba volumen». No nos ponemos de acuerdo, porque ahora yo creo que ella está en los huesos, y, sin embargo, ella está encantada y le ha llegado a decir a su madre que «se moriría si volviese a tener el culo de antes». Y se sigue poniendo cremas para la celulitis durante todo el año, intentando «atacar» el problema desde fuera, cuando sería mejor empezar por dentro, tanto físicamente (mediante una alimentación moderada) como mentalmente (aprendiendo a quererse y aceptarse.)

Ana * es productora. Es delgadísima, pero porque siempre ha sido así. No tiene ninguna relación aparentemente «anormal» con la comida. Come cuando tiene hambre y, cuando está satisfecha, deja de comer. Nos conocimos en una clase de danza, y seguimos compartiendo esa afición juntas. Cuando salimos de clase y estamos en la ducha, nuestras conversaciones, aparte de comentarios acerca de nuestras últimas novedades familiares, profesionales, etc., giran en torno a nuestros cuerpos. Y cuando me enseña sus piernas torneadas y delgadas y pretende que descubra en ellas esa celulitis inexistente, o me señala la «barriga» tan hinchada que tiene, cuando se siente gorda, me doy cuenta de que no hace falta llegar a extremos de bulimia y anorexia para tener una imagen corporal distorsionada. Estás delgada, Ana, siempre te lo digo, aunque el espejo insista en lo contrario, ¡y ya me gustaría a mí no haber tenido que hacer ningún esfuerzo para estar así!

Susana * está casada, trabaja en una oficina, y ahora quiere quedarse embarazada. Sin embargo, está muy preocupada, más bien obsesionada, con su peso. Siempre que nos vamos a ver y quedamos por teléfono, me avisa de que ha engordado y que «ya veré cómo se ha puesto». La verdad es que nunca es para tanto. Por fuera es una chica de aspecto normal que nadie calificaría de gorda. Pero ella se siente así. Le gustaría vestirse de otra manera menos clásica y más moderna, pero no se siente capaz, porque no le gusta su cuerpo. Se gasta mucho dinero en visitar a un endocrinólogo, que le pone dietas que no sé si sigue. En cuanto nota que le apetece comerse un trocito de chocolate, después de comerlo durante más de tres días seguidos, le entra miedo a «engancharse» y se lo prohíbe del todo. Hasta que me ha confesado que por primera vez, y desde que está procurando controlar al máximo sus comidas, siente ansias de comer cosas dulces. Incluso hace unas semanas se «metió los dedos» e intentó vomitar después de comer, pero como tiene úlcera, no pudo. Le dije que me alegraba, porque una vez que empiezas, es más fácil volver a caer en la trampa.

Marisa * es ama de casa. Tiene dos hijos y una hija, todos estudiantes. Su familia es tradicional y «a la antigua usanza» en el sentido de que su marido trabaja y mantiene a la familia, sus hijos se dedican a estudiar más o menos bien, y ella se ocupa de que la casa «marche»: va a la compra, arregla la casa y hace la comida. La comida. Ese es su mayor problema. Cuando se encuentra en el supermercado, a veces compra galletas y dulces «para los chicos», frutos secos «para los invitados» y fiambre «para su marido». Pero, bajo esas excusas, cuando llega a casa se pone «inconscientemente» a picar de los frutos secos y a hacerse «tentempiés» con el fiambre mientras prepara la comida. Cocinando, va probando un bocado de aquí, otro de allá, y cuando llega su familia a casa a la hora de comer, se sirve una ración muy pequeña, porque su marido de vez en cuando le dice que «está de buen año» y no quiere que la vea comer para que no se meta con ella. Pero mientras recoge la mesa, abre la caja de galletas y se las come mojadas en el café. Quiere adelgazar, ponerse a dieta. No le gusta su cuerpo. Quisiera alejarse de la comida, pero al fin y al cabo tiene que enfrentarse a ella varias veces al día, sobre todo para satisfacer las necesidades del resto de la familia. Se siente atrapada y no sabe qué hacer para controlar la comida.

Loreto * es adolescente. Su madre está preocupada porque «no come», y discuten mucho sobre ese tema. A veces, cuando su familia se levanta de la mesa, se queda la última para tirar casi todo lo que su madre le ha servido en el plato y evitar problemas, consiguiendo su objetivo: ponerse «a dieta» y adelgazar. Se ha empezado a interesar por las revistas de modas, y siempre está leyendo que hay que ponerse a dieta para perder esos «kilillos de más», y le está empezando a molestar que su cuerpo empiece a almacenar «grasa» donde más le molesta: el trasero y los muslos. Siempre lleva anudado un jersey a la cintura para tapar sus «defectos» y no acepta esos cambios que la naturaleza le está obligando a experimentar al hacerse mujer. Está obsesionada con perder peso, rechaza su cuerpo de mujer y siente que nadie la entiende. Además, su madre está muy delgada y se pasa el tiempo asegurándose que el resto de la familia coma bien, a pesar de que ella se las arregla para mantener una figura esbelta y envidiable, nadie sabe exactamente cómo. Loreto podría estar en camino de contraer anorexia, ante la negación de su femineidad.

Verónica * es ejecutiva en una empresa extranjera. Siempre va bien vestida, es eficiente y tenaz en su trabajo, ofrece «buena presencia» y es atractiva. La viva imagen de lo que se supone que es la mujer de los noventa. Aplica sus estudios de Empresariales a su profesión, así como su dominio de varias lenguas. Gana un buen sueldo y vive bien, a pesar de la crisis. Pero su profesión no le deja demasiado tiempo para las relaciones sociales. En los almuerzos de trabajo se controla mucho porque prefiere concentrarse en lo que se está hablando y, además, le da cierta vergüenza que la vean comer «en exceso». Nunca pide postre delante de los demás. Cuando no tiene tiempo de sentarse a comer, se toma algún suplemento dietético y espera a llegar a casa. Entonces esta mujer atractiva, de figura esbelta y de gran éxito profesional, cierra tras de sí la puerta de su casa, que comparte con una compañera de piso. Y tras un día especialmente difícil, lleno de sonrisas fingidas, tensiones y autocontrol, se convierte en un mar de lágrimas que se calma comiéndose la comida que había comprado para toda la semana, y parte de las provisiones de su compañera de piso. Sabe que tendrá que salir al supermercado para reponer la comida de la despensa, para no tener que dar explicaciones. Se siente culpable y sola, muy sola, después de haber estado todo el día con tantas personas, hablando, negociando y riendo. Luego se duerme, cansada, sabiendo que mañana y pasado tendrá que ayunar o comer lo menos posible para poder mantener su esbelta figura. Se siente como una «impostora», como si fuese dos personas a la vez. La que ven los demás y la que cree que es en realidad: una nulidad. No ve sus éxitos y buenas cualidades. Sólo sus defectos y debilidades de carácter. No sabe mantener una relación que no sea de trabajo, y por eso se refugia en la comida.

Tú misma. Como es prácticamente imposible que te hayas sentido *del todo* identificada con las mujeres anteriores, porque no hay dos casos iguales, aquí te he dejado un espacio para que lo rellenes física o mentalmente con tu propia experiencia, intentando hacerlo de forma objetiva, para ayudarte a admitírtela y a comprenderla mejor:

Cómo y cuándo empieza todo

«Ansiaba yo un ideal. Y éste es imposible de hallar porque si se encuentra deja de serlo.»

D. CARBONELL BASSET,
Hombres solitarios

EL desencadenante puede ser un comentario negativo de una amiga acerca de tu peso, un artículo en una revista sobre «el cuerpo perfecto», una foto tuya reciente en la que te ves gorda y fea o una antigua en la que te parece estar más delgada y guapa, una modelo a la que admiras (y con la que te comparas), una dieta. El trasfondo puede estar en una situación que te haga sentirte inadecuada emocionalmente: inseguridad, falta de autoestima, timidez, relaciones familiares y afectivas negativas e incómodas, problemas en el colegio, el trabajo, etcétera.

El cuándo es muy variable, pero el final de la niñez y la adolescencia son momentos de la vida en los cuales somos muy maleables en la percepción que tenemos de nosotras mismas y, por lo tanto, somos más vulnerables a los complejos que son caldo de cultivo para el autorrechazo y sus muchas y variadas consecuencias que nos siguen afectando conforme cumplimos años.

Me gustaría poder compartir contigo una experiencia igual a la tuya para que te sintieras completamente identificada y apoyada. Eso, como comprenderás, es prácticamente imposible, porque no hay dos experiencias iguales. Te puedo contar la que mejor conozco y animarte a que mentalmente o sobre el papel escribas tu propia historia (para ti o para los demás) ya que, sacándolos a la luz del día, nuestros fantasmas desaparecen.

Es la historia de una persona que de niña se sentía acomplejada por todo. Era muy estudiosa, se refugiaba en los libros porque no sabía relacionarse con las personas. Le importaba mucho tener la aprobación de los demás, pero evidentemente eso no siempre se obtiene. En resumen, la idea que tenía de sí misma era la de una «inadaptada», fea, con orejas grandes y un cuerpo desgarbado y demasiado delgado. Los demás niños se daban cuenta de sus complejos y se reían de ella, convirtiendo el ir al colegio en una experiencia fatídica y difícil de afrontar cada mañana. Las horas de clase eran interesantes, porque ella siempre quería aprender cosas nuevas y le gustaba mucho leer y estudiar. Pero los recreos eran la peor parte del día. Cuando los demás niños y niñas jugaban o se pegaban, pero se relacionaban, ella, siendo la «empollona» de la clase, con siete años, leía libros para mayores y los entendía. Se sumergía en las historias que le transmitían las páginas impresas para escapar del mundo que le rodeaba y que ella sentía que no la aceptaba. Era tremendamente tímida, y cuando tenía que hablar en clase se le incendiaban las mejillas y le ardían hasta unos minutos después de sentir que las miradas de los demás niños dejaban de atravesarla. Se sentía atrapada en un cuerpo que era un castigo, porque era motivo de burla por parte de los demás por estar tan delgada. Iba al colegio con varios pares de calcetines puestos uno encima del otro, para que diera la impresión de que tenía las pantorrillas más rellenas. ¡Qué ironía! ¡Cuando luego tuvo diecisiete años hubiera dado lo que fuera por volver a estar delgada! El caso es que, de una manera u otra, su imagen física exterior siempre supuso un conflicto. A grandes rasgos, su niñez transcurrió con unas notas escolares excelentes y una autoestima lamentable. El mundo le producía agorafobia. Lo percibía como un espacio enorme y abierto en el que ella era vulnerable a todo. Tenía muchos miedos: a la oscuridad, a las pesadillas, a las personas, a hacerse vieja, a morir. Y dentro de ese mundo tan grande en el que ella se sentía tan pequeña y poco importante como una hormiga, no sabía bien qué lugar ocupaba. Siempre tenía la sensación de que tenía que demostrar algo a los demás. Suplía lo que ella percibía como su fealdad física procurando ejercitar su mente para lograr una mayor agilidad mental. Competía contra sí misma constantemente, siempre procurando superarse en todo y además agradar a los demás. Y le frustraba no conseguirlo.

La peor parte de su vida escolar era cuando en el colegio tenía que ir al comedor y abrir su tartera con la comida que le habían preparado en casa. Iba a un colegio inglés en España y tenía la ventaja, al ser de madre americana y padre español, de ser completamente bilingüe. Sus compañeros de colegio extranjeros llevaban sándwiches «chulos» de mantequilla de cacahuete, y ella llevaba sándwiches de mejillones (por ejemplo). Le daba vergüenza sacarlos delante de los demás y entonces optaba por no comer. Ella hubiera hecho cualquier cosa por evitar la angustia de aquellas horas pasadas en el comedor del colegio, soportando las burlas y los comentarios de los demás niños. Pero no se lo contaba a su abuela, que era la que se levantaba temprano todos los días para hacerle la comida a ella y a su hermana dos años menor, por temor a ofenderla y herirla. Su abuela era quien las cuidaba, junto con su padre, desde que éste se había divorciado. De igual manera, tampoco le decía a su abuela que por favor no la peinara con esas coletas apretadas que ponían en evidencia sus orejas grandes, motivo de bromas de los demás niños. Quería a su abuela y no quería herir sus sentimientos. Y por eso su convivencia con los demás le provocaba una situación de tensión constante y de autorrechazo, puesto que su cuerpo y su imagen le causaban siempre problemas debido a los comentarios negativos de otros niños.

Lo pasó francamente mal, y a veces piensa que si hubiera podido comunicar esas experiencias a alguien que la hubiese comprendido, se hubiese evitado muchos momentos dolorosos a lo largo de su vida. Yo odiaba a esa niña. Han pasado muchos años desde entonces y ahora estamos empezando a hacernos amigas. Esa niña era yo.

Entre mi niñez y adolescencia mi padre se casó de nuevo. Recuerdo cómo se esforzaba en explicarnos a mi hermana y a mí la historia de las «abejas» y los «pajaritos» que necesitan tener una pareja y formar una familia, para contarnos que se quería casar. La verdad es que nos pareció una idea genial. Hablando por mí misma, me lo pasé muy bien en la boda. Mejor que la novia, que se enfrentaba a sus propios padres que no estaban de acuerdo con su matrimonio con un hombre mayor que ella, divorciado y con dos hijas. Pronto nació mi hermano pequeño, el primer niño de la familia, lo cual fue verdaderamente una gran alegría para todos. Siempre recordaré el momento en que mi padre volvió del hospital y nos contó a mi hermana y a mí (con nueve y once años) que teníamos un hermanito. Me parecía increíble y maravilloso. Al año tuvimos una hermanita. Ambos nacieron en diciembre, y fueron como regalos de Navidad. A la pequeñita en su primera Navidad le regalamos una bolsa de agua caliente para la cuna. Guardo muy buenos recuerdos de aquellos momentos.

Siguió pasando el tiempo. Mi adolescencia despertó en mí nuevas sensaciones y en algunos momentos incluso me sentía guapa. Sin embargo y desde entonces comencé a tener una relación de amor/odio conmigo misma que aún no he llegado a superar del todo. Me encantaba mirarme al espejo mientras me maquillaba (quizá demasiado, pero entonces las chicas de quince años llevábamos tacones de 10 centímetros y faldas estrechas, y aparentábamos tener unos cuantos años más) y me arreglaba el pelo. Al principio el maquillaje lo utilizaba más para tapar «defectos» que para realzar virtudes, como una especie de «escudo» ante el mundo. Pero al mirarme al espejo no siempre me gustaba lo que veía. He sentido verdaderas ganas de romperlo en ocasiones. A veces me parecía una lupa que aumentaba todos mis defectos y no era capaz de ver nada bueno reflejado en él. Además, mis compañeras de colegio eran extremadamente críticas conmigo, y con una personalidad débil y un carácter (que aún conservo) de lo más sensible, no era difícil dejarme influir por las personas y situaciones que tenía a mi alrededor y que no siempre fueron las más idóneas. Sólo que yo no sabía discernirlo ni actuar en consecuencia. Eso lo da la experiencia, o un determinado tipo de educación desde la niñez, que te inspire confianza y amor. Los niños y los adolescentes son una mezcla de crueldad e inocencia, y algunos se ceban en hacer daño al niño o adolescente más débil que ellos. Yo me sentía débil, luego lo era. Hoy en día creo que uno es como cree que es, lo cual nos concede el poder de cambiar nuestra forma de ser. Entonces no lo sabía.

Como te decía, de pequeña era delgada y acomplejada. De adolescente tenía momentos en que me descubría como una chica atractiva y que gustaba a los chicos, y en otros momentos me sentía blanco de burlas y críticas de familia y amigos y, finalmente, mías. De pequeña siempre me habían dicho que era «descoordinada» (soy monitora de aerobic y sigo cursos de danza que empecé a los veinticuatro años, cuando creía que «todo estaba perdido»), «desgarbada» (he participado en pases de modelos), «sosa» (he trabajado con éxito como profesora de inglés, intérprete, ejecutiva de cuentas en una agencia de publicidad y relaciones públicas). Podría seguir. No digo que quienes me lo decían lo hicieran con mala intención, puesto que eran personas que me querían, pero lo que quiero es dar un aviso generalizado de que los niños son **muy influenciables** y que hay que tener sumo cuidado cuando les ponemos **etiquetas.** Esas etiquetas nos pueden condicionar mucho. Podemos dejar de hacer muchas cosas en la vida, podemos dejar de enfrentarnos a muchos retos sólo porque damos por sentado que «no somos inteligentes», «somos unas dejadas», «somos indecisas», «somos miedosas», que «no llegaremos a nada en la vida», etc., y eso nos hace creernos que somos todo eso y luego efectivamente nos hacemos así. Nos cerramos puertas y nos aferramos a las ideas que ya conocemos acerca de nosotras mismas. Hace poco mi hermana (dos años menor que yo) me expresó su admiración por lo ordenada que tengo mi casa y mi buena organización (vivo y trabajo en el mismo sitio). Me sorprendí mucho, ya que yo no me veía así. Siempre me he considerado desordenada y desorganizada. Sin embargo, es cierto que llevo bien mi agenda, mi casa, mi trabajo, y sé dónde lo tengo todo. Nunca pierdo nada. Ella me dijo «es que siempre te han dicho desde pequeña que eres desordenada, y tú te lo sigues creyendo». Tenía toda la razón. Es cierto que de pequeña se me acumulaban montañas de ropa sobre la silla de la habitación, según me la iba quitando, y nunca tenía tiempo ni ganas de ordenar aquel desastre. Tampoco recuerdo que me molestara. Quizá era una forma de «protestar» y expresarme. El caso es que ya no me comporto así. Quizá hubiera sido más correcto que me dijeran «estás desordenada» en lugar de «eres desordenada», porque lo primero (aunque quizá incorrecto desde el punto de vista lingüístico) denota un estado transitorio. No es lo mismo decir «eres guapa» que «estás guapa», ¿verdad? Nuestro lenguaje y forma de expresar las cosas dice mucho acerca de cómo es nuestra sociedad. Nos encanta poner etiquetas. Una de las etiquetas que yo tenía de pequeña era la de ser «un esqueleto». Lo cual me producía un terrible complejo. Yo quería ser mujer lo más rápidamente posible, para tener por fin formas y resultar atractiva. Sin embargo, mi hermana siempre ha temido hacerse mayor y ha rechazado el cuerpo de mujer. Ha hecho **todo** lo posible por mantener su aspecto de niña, y al final ha llegado a sufrir anorexia bulímica, por mejor describir su caso.

Siempre, que yo recuerde, he practicado deporte. Natación, correr, yoga, ciclismo, todas actividades muy individuales, porque «no servía para los deportes en equipo». Al principio eran actividades que me llenaban de satisfacción, pero la verdad es que no me obsesionaban. La compulsión por el ejercicio vino más tarde.

Entre los quince y los dieciséis años comía bastante, pero sin preocuparme por mi aspecto, ya que me alegraba ver que me iba quedando la ropa pequeña. Seguía creyendo que era un síntoma de mi crecimiento. Sólo que ya no crecía «hacia arriba». De repente tenía más formas, más muslos, más pecho.

Y disfruté de ello (durante poco tiempo).

A los dieciséis años tuve mi primer «novio». Tenía tan sólo un año más que yo. Fue una relación que me produjo muchas confusiones internas. Me sentía a la vez halagada (era un chico atractivo) y culpable (sentía que le fallaba a mi padre) por tener una relación con alguien del sexo opuesto. A lo largo de los meses que estuvimos saliendo juntos, aquel chico me estuvo presionando para que tuviéramos relaciones sexuales. La verdad es que con mi familia no hablaba abiertamente de ese tema, con el cual no me sentía demasiado cómoda. Desde los diez años supe cómo venían al mundo los niños. Sabía lo que era el coito, pero no la sexualidad como expresión de amor. A los dieciséis años no sabía si era niña o mujer. Tenía la sensación de que el sexo no estaba del todo «bien», pero embargada por una autoestima dudosa y una falta de personalidad y de valores, tras meses de creciente presión, sucumbí. Me sentí violada, ultrajada. Aunque físicamente no había sido forzada, mentalmente, sí, y aquello fue un gran golpe emocional para aquella adolescente. Me sentía sucia, enfadada con todo el mundo por no haberme explicado lo que implicaba el sexo realmente, y conmigo misma, por haber hecho algo que no había tenido ningún sentido, porque realmente no lo había deseado. Había tratado de agradar a otra persona, dejando a un lado lo que quería yo realmente. De modo que dejé a aquel primer novio, y, por cierto, no volví a tener relaciones sentimentales ni sexuales con nadie hasta pasados varios años.

Poco después de aquella desagradable experiencia tuve un accidente de moto. Tuve un seria lesión en los ligamentos de una pierna. Estuve un cierto tiempo en la cama, y luego gran parte del verano con la pierna escayolada, y más tarde, con una venda de cinc. El caso es que supuso un momento de gran desilusión para mí. Me di cuenta de quiénes eran y quiénes no eran mis amigos (llegué a la conclusión de que no tenía amigos), y tuve que pasar por el enfado de mi familia debido a mi irresponsable comportamiento, motivo del accidente. El caso es que pasaba mucho tiempo sola y a menudo me sentía abandonada. Y sin darle importancia, pasaba algunos ratos de aburrimiento preparándome sándwiches y comiendo golosinas. Pero no me podía mover demasiado. No me di cuenta de lo que pasaba hasta que me quitaron la escayola, y por primera vez en un par de meses me puse unos vaqueros. Me estaban apretadísimos. Por primera vez en mi vida sentí una «punzada» en el estómago y una sensación desagradable al darme cuenta de que había engordado. Mi abuela y la mujer de mi padre habían seguido una dieta de una semana para perder unos kilos. Ellas eran las mujeres adultas con quienes más contacto directo yo tenía y, por lo tanto, las tomaba como «ejemplo» de cómo podría ser yo cuando fuese más mayor. Admiraba el cuerpo de la mujer de mi padre, y desde pequeña creía que yo tendría la misma forma de mayor. Y por tanto, si a ellas les parecía buena idea ponerse a dieta porque se sentían gordas, debía serlo. Yo también quise probar esa dieta. Se lo conté a las dos y me ayudaron a empezarla. Pero cuando un día noté que me mareaba y que tenía bastantes ansias de comer, le pedí a mi abuela que me preparara una hamburguesa. Y me olvidé de las dietas hasta que empezó el curso el año que cumplí los diecisiete. Ese año decidí «ahorrarme» un año de estudio y dejé el colegio inglés al que siempre había ido en España para entrar en un instituto español. El equivalente a COU en Inglaterra dura dos cursos, y por eso decidí evitarlo. Pero yo estaba acostumbrada a estudiar en inglés, y en clases de pocos alumnos en las que recibía mucha atención por parte de los profesores (igual que los demás alumnos). Claudia (no es su nombre real), la compañera por la que me dejé convencer para hacer este cambio y que no me había visto en todo el verano, me comentó que yo había engordado y que debería adelgazar. Ella era delgada, tenía mucho pecho y las piernas delgadas. Me daba mucha envidia. Entonces decidí volver a intentar la «dieta de una semana» que había interrumpido la vez anterior. Además, iba y volvía de clase andando: una hora de camino en cada dirección. Resultado: perdí unos kilos y me sentía mucho más guapa y merecedora de la aprobación de Claudia y los demás compañeros de la clase. El momento que marcó para mí el principio de mis problemas con la comida fue aquella dieta. Era finales de octubre y las pastelerías en Madrid estaban llenas de huesos de santo y golosinas propias de la época. Por primera vez en mi vida sentí una necesidad imperiosa de comer algo dulce, y recuerdo perfectamente que me compré 100 gramos de huesos de santo. Otro día fueron 100 gramos de bombones, y cerca de las Navidades una tableta entera de turrón. Me empezó a ocurrir que no podía pasar junto al escaparate de una pastelería sin quedarme mirando e imaginándome el sabor de los dulces que veían mis ojos. Pero esos eran mis «enemigos», eran kilos de más en potencia. Y debía evitarlos. Cuanto más me preocupaba por no recuperar el peso que había perdido con la dieta y no comer demasiado, más ansias de comer tenía. Ya no era sólo cuando tenía hambre. Esos momentos de «descontrol» los reservaba para cuando podía estar sola, pero me ocurrían sobre todo cuando sentía ansiedad por alguna cosa, un «vacío» interior.

Podía ser miedo a la opinión acerca de mi físico por parte de mis compañeros, el miedo al fracaso en los estudios, el miedo a no tener una buena relación con mi familia, el miedo a no ser perfecta para todos en todo momento, miedo a no tener amigos. Y ese miedo me bloqueaba y me producía angustia. Esa angustia me empujaba a comer. Sobre todo cosas dulces en un principio (luego la cosa se complicó un poco más). De manera que mis pequeños descontroles me hicieron engordar algún kilo. En las vacaciones de Navidad (tenía 17 años) debía que estudiar las asignaturas que por primera vez en mi vida había suspendido, y me propuse pasar las vacaciones estudiando y siguiendo una dieta a base de cuatro yogures al día que había leído en una revista de moda y belleza. Era una dieta tan drástica que me hacía sentir hambre y desfallecimiento, y pasaba de cumplir a rajatabla la dieta a comer sin medida al sentarme a la mesa. Eso ya incitaba comentarios de mi familia, sobre todo cuando comía de más. El caso es que al final de las Navidades había engordado un poco más, y mis compañeros me comentaban que tenía la cara más redonda, y que estaba «graciosa». En un mes o dos pasé de estar «graciosa» a estar gorda por primera vez. Claudia dejó de ser mi «amiga» (¿lo había sido alguna vez?). Yo no sabía cómo defenderme cuando se metía con mi aspecto. Sin embargo, yo seguía queriendo ser como ella. Empecé a fumar como hacía ella, para poder dejar de comer. Pero no funcionó. A mí no me gustaba fumar. Lo que me reconfortaba era comer. Además, en casa me resultaba más difícil ocultar el olor del tabaco que los restos de comida. De camino a casa desde clase me paraba en pastelerías y panaderías, y comía sin descanso hasta que llegaba a casa, me encerraba en mi habitación y seguía comiendo lo que me había sobrado. A veces lloraba mientras comía, porque sentía que no podía parar. Luego intentaba que se me olvidara durmiendo. Yo mido un metro sesenta y siete, y pasé de pesar unos 53 kilos a casi 70. Cuando eso ocurre en poco tiempo, se nota mucho más, se adquiere aspecto de «globo demasiado hinchado». Es una sensación horrible.

No quería levantarme por las mañanas, sentía ganas de desaparecer, dejar de existir. Las mañanas eran para mí un reto. Mis ojos no podían dejar de llorar en cuanto se abrían al amanecer. Lloraba convulsivamente, acongojada. Me sentía tan deprimida... La vida estaba perdiendo sentido para mí. Yo estaba perdiendo capacidad de concentración; no podía estudiar, no podía enfrentarme a los demás, ni familia, ni amigos. La ropa que tenía me quedaba cada vez más pequeña, y me vestía siempre con un chándal y camisetas por fuera.

Después del colegio daba clases de inglés por

las tardes, pero me daba tanto miedo enfrentarme a mis alumnos con mi cambio de aspecto tan radical, que ahogaba esos sentimientos comiéndome varios pasteles antes de entrar en la clase. Me sentía atrapada dentro de una pesadilla. Sentía tantas ansias de comer dulce, que incluso me comía el azúcar del azucarero a cucharadas. Procuraba hacerlo a escondidas siempre, y se me aceleraba el corazón cuando oía a alguien de la familia aproximarse a la cocina, limpiándome la boca y escondiendo la comida que estuviera «engullendo» en ese momento. A veces lograba pasar un día o dos sin comer prácticamente nada. Pero me mareaba, y cuando me acostaba por la noche tenía tanta hambre que no podía dormir, y entonces entraba de puntillas en la cocina procurando no hacer ruido, para poder comer. Eso era toda una aventura llena de riesgo y angustia por si me «pillaban». Sin embargo, a pesar del miedo y la culpabilidad que me generaban entrar en la cocina a escondidas, en los momentos de deseo irrefrenable, cuando todo el cuerpo me vibraba de ansias de meterme comida en la boca desaforadamente, corría de mi habitación a la cocina a sacar «provisiones» de cualquier tipo y me encerraba en la habitación calculando cuántas calorías tenía mi pecado, pero sintiéndome impotente ante mis propias ansias.

Compraba todos los libros que veía sobre dietas y ejercicio. Me sabía mejor los valores caloricos de la mayoría de los alimentos que las lecciones que debía estudiar para clase. Tenía problemas a la hora de concentrarme para estudiar, pero la memoria nunca me fallaba cuando quería recordar las calorías de un alimento en particular. Además, tenía varios libros con tablas de calorías para poder comparar y promediar la información, ya que cada uno mostraba valores ligeramente diferentes y quería estar segura de no equivocarme a la hora de calcular las calorías de lo que comía (siempre y cuando formara parte de mi dieta; cuando estaba en un momento de «trance» compulsivo, lo que menos quería pensar era en las calorías de lo que estaba engullendo como un animal muerto de hambre). A pesar de aquellos momentos de descontrol, la única idea que me obsesionaba era la de que tenía que adelgazar ¡como fuera! Y sin embargo, de repente volvía a perder el control una y otra vez y engordaba otro poco más. Cuando me daba un atracón compulsivo, los primeros bocados de comida sabían a algo, pero luego eran una mezcla de rabia, angustia, culpabilidad y lágrimas, y me embargaba una sensación de calor por todo el cuerpo a causa de la cantidad tan grande de azúcar que me invadía de golpe. No salía con amigos, me daba miedo la gente y, sobre todo, me daba miedo yo misma.

Tenía constantes discusiones y problemas con mi familia. Casi todo era motivo de roce, por ambas partes. Se estaba cortando el hilo de la comunicación entre nosotros, a medida que mi cuerpo y mi mente se iban transformando. Odiaba mi imagen, el espejo, odiaba mi cuerpo, me odiaba a mí misma y odiaba al mundo. Estaba tan descontenta con mi aspecto que lo postergaba todo para el momento futuro en que estuviera delgada. Por ejemplo, comprarme ropa, salir con amigos, ir al cine, llevarme bien con los demás; cualquier cosa que me pudiera dar placer. De hecho había perdido el interés en casi todo lo que me solía gustar hacer en mi tiempo libre. Además, estaba convencida de que era la única persona en el mundo que se despertaba y se acostaba obsesionada con la comida, con su peso, con su forma e imagen física. Me sentía extraña, diferente, inmersa en un charco de arenas movedizas que me tragaba siendo yo incapaz de hacer nada. Sentía que nadie me comprendía, que mi familia me quería menos, que me rechazaban por mi extraño comportamiento evasivo y mis constantes cambios de peso que, además, me estaban haciendo fracasar en mis estudios por primera vez. Siempre había sido una estudiante excepcional, y por primera vez supe lo que era ponerse delante de un libro y no ser capaz de concentrarme. Sentía que desilusionaba a mi padre, cuya opinión era muy importante para mí y quien, en ciertos arrebatos, me decía que yo le había decepcionado mucho. Él había puesto en mí todas sus esperanzas y quería que yo fuese perfecta. Que fuese guapa, que estudiase «la mejor» carrera, que tuviese una «buena» profesión y que me casase con un hombre rico y «de posición». Supongo que lo que quieren todos los padres para sus hijas. Mientras tanto, yo sentía miedo y angustia por estar «fallando». Cuanto más me desesperaba por no estar cumpliendo los sueños de mi padre, al que quería satisfacer por encima de todo, menos le satisfacía a él y a mí misma y más me hundía en mi agujero de autoodio y destrucción. Me sentía impotente y arrastrada por una corriente que dominaba mi fuerza de voluntad y mi pensamiento racional. Y también me sentía terriblemente sola. Sobre todo cuando se trataba de afrontar aquel monstruo que había despertado en mí: la compulsión.

¿Qué me está pasando?

«Tengo miedo, Dios mío, tengo miedo. Por primera vez en mi vida me encuentro verdaderamente solo.»

D. CARBONELL BASSET,
Hombres solitarios

YO vivía con mi familia en Madrid en aquella época. Siempre me ha gustado leer publicaciones extranjeras además de las españolas, y, al igual que ahora, estaba siempre al tanto de lo que ocurría en la sociedad norteamericana leyendo revistas publicadas allí. Revistas de actualidad, deporte, moda, belleza; lo que encontrara en las librerías. Un día estaba sentada sola en un parque, haciendo «novillos» porque no era capaz de enfrentarme a mis compañeros de clase estando tan gorda, y aun así comiéndome una tarta entera de manzana que me acababa de comprar en una pastelería. Tampoco podía ir a casa, donde sentía que cada vez me entendían y los entendía menos. Estaba leyendo una de mis revistas americanas, en la cual había un artículo sobre la bulimia, y no me lo podía creer. No me podía imaginar que lo que a mí me estaba pasando tuviera un nombre, y mucho menos que a otras chicas les estuviera pasando lo mismo. Parecía ser que no era la única persona que sentía unas ganas irracionales de comer mucho más allá de la saciedad, incluso hasta sentir dolor físico, sin poderse controlar. Me sentí muy identificada con las historias de chicas que querían ser perfectas y a quienes la ansiedad que ese perfeccionismo despertaba en ellas (nosotras, al fin y al cabo) las llevaba inexplicablemente a darse atracones de comida en solitario, cambiando sus vidas para siempre, enganchadas a un comportamiento compulsivo que las dominaba y las apartaba del resto del mundo. Leí que en Estados Unidos existían centros donde trataban los desarreglos alimentarios como la bulimia y la anorexia y que había psicólogos que se especializaban en estos temas. Pero yo estaba en España y no sabía qué hacer. No quería que nadie se enterara de lo que me pasaba porque me sentía humillada. Tenía que solucionarlo yo sola.

Hasta el verano de aquel año alternaba dietas con épocas de descontrol y grandes atracones. Perdía ocho kilos en dos semanas y los recuperaba en una. A veces sentía que me iba a volver loca, que nunca iba a volver a ser una persona «normal», que comiera y viviera de una forma «normal» sin sentirse obsesionada por la comida y por estar delgada. Incluso hacía «pactos de sangre» conmigo misma, jurándome que iba a ponerme a dieta y que nunca más iba a tener un atracón de comida. Me cortaba un dedo y mojaba una pluma en mi propia sangre, con la cual escribía el juramento. Redactaba el juramento de modo que si lo rompía, y me dejaba arrastrar por las ansias de comer, algo horrible pasaría. Cuando llegaba el momento de enfrentarme a ese monstruo que cegaba mi razón y me arrastraba a comer, quemaba el papel de mi juramento, diciéndome que así se anularían sus consecuencias. Este rito inconfesable lo seguí muchas veces, siempre sin éxito. Se me ocurrió empezar a hacerlo cuando una vez compré un libro que explicaba una forma de comer para adelgazar que implicaba cambiar el orden de las comidas de forma que ibas contracorriente con respecto al resto de las personas: desayunabas espaguetis, ensaladas, bocadillos, y cenabas fruta o yogures. Además, en cada capítulo del libro venía impreso un «contrato» que firmabas contigo misma comprometiéndote a seguir la dieta. Yo comprobé que cuanto más procuraba controlarme de forma estricta, mayor era mi ansiedad y descontrol posterior cuando rompía el pacto conmigo misma.

Como no era capaz de controlarme con la comida, a veces me resultaba mucho más fácil eliminarla por completo, y descubrí que podía pasarme un par de días sin comer absolutamente nada, incluso haciendo bastante ejercicio, como darme largas caminatas por la ciudad mientras hacía «novillos», o irme a nadar a una piscina. Después de las molestias iniciales como la sensación de hambre y los dolores de cabeza, llegaba un momento en que aparte de tener un aliento deplorable por culpa de la acetona, no sentía hambre, aunque sí ganas de comer. Pero me resultaba más fácil controlarme cuando me negaba todo tipo de alimento, o a lo sumo un par de manzanas o huevos duros durante todo un día. Después de pasar varios días siguiendo mi «dieta» de no comer y pasear por Madrid y nadar mientras se suponía que estaba en clase, una mañana, al incorporarme en la cama, se me nubló la vista y me sentí débil y con sudores fríos. Recuerdo que me asomé desde mi litera como pude y le pedí a mi hermana que me trajera algo de comer de la cocina porque no tenía fuerzas para levantarme.

Los días opuestos a los del control, cuando me sentía arrastrada por la necesidad de comer y comer, me invadía una especie de fiebre que me alteraba el juicio y el cuerpo. Recuerdo momentos en los que incluso cruzaba la ciudad en taxi para ir a una pastelería específica a comprar algo que me apeteciera en ese momento, y de ahí cogía otro taxi para ir a otro establecimiento a seguir «drogándome» con otra comida que me apeteciera. Hasta que ya no me quedaban fuerzas ni dinero o tiempo, porque tuviera alguna obligación de trabajo o estudio. Esos días eran diferentes de los que iba comprando comida mientras volvía a casa andando desde clase (si es que había tenido fuerza moral para ir). Cada orgía de comida era distinta.

Yo nunca había tenido que quedarme estudiando la noche anterior a un examen, pero llevada de mi amor propio, ante las acusaciones que recibía de «no tener fuerza de voluntad» ni ante la comida ni ante los estudios, una noche me propuse no dormir para aprobar un examen que tenía al día siguiente. Había estado toda la tarde comiendo sin descanso, y me mantuve despierta a base de café y todas las galletas que había en la cocina. A altas horas de la madrugada me puse a hacer ejercicio para eliminar (eso esperaba yo) las calorías que había ingerido la noche anterior, y luego seguí bebiendo café y estudiando. ¡Qué locura! Muerta de cansancio me duché y me marché, caminando, por supuesto, a mi examen. Estaba tan dormida que casi me atropella un coche cruzando la calle. Y cuando llegué a clase, y me enteré de que me había equivocado por un día en la fecha del examen, me fui a casa a meterme en la cama. Para cualquiera, esto podría resultar un simple despiste, pero en mi caso cada día estaba menos en contacto con mi realidad exterior. Al día siguiente, me volví a presentar el examen, y lo aprobé. Pero eso ya no me daba satisfacción. Había sacado un 8, y no un 10, que era a lo que yo siempre había estado acostumbrada. A ser la mejor en clase. Así que el resto de aquel curso lo viví encerrada en mí misma y alejada de los demás e incluso de los libros, que no tanto tiempo atrás me habían proporcionado un refugio seguro.

Ese verano mi hermana y yo nos fuimos a Estados Unidos a ver a mi madre y a mi abuela. Estaba en el medio del proceso de una de mis dietas cuando nos llegaron los billetes de avión como regalo de nuestra abuela. Nos fuimos durante dos meses, y en las primeras semanas ya había engordado más de cinco kilos. Cuando cogíamos el avión de vuelta a España estaba realmente gorda. Había aumentado unos quince kilos. Me sentía muy frustrada porque los estudios no me habían ido nada bien ese curso y había concentrado todos mis esfuerzos en comer, engordar, adelgazar y sentirme deprimida. Lo primero que metí en la maleta para marcharme a Estados Unidos fue mi problema con mi peso y con la comida.

Los primeros días en Estados Unidos no resultaba demasiado evidente mi aumento de peso para los demás: tampoco me hacía demasiada falta esconderme para comer porque nuestra abuela nos quería agasajar y tampoco sabía nada acerca de mi problema, con lo cual tanto ella como amigos, etc., nos regalaban cajas de bombones, dulces, etc. En los Estados Unidos los problemas de obesidad y los desarreglos con la alimentación son mayores y más frecuentes que en España, y se ven y se habla de ellos con más normalidad. El caso es que el hecho de que yo fuese engordando, al principio no era motivo de mucho comentario, sobre todo cuando dentro de la media de mujeres norteamericanas no estaba tan gorda (¡sí en términos españoles!). Es curioso cómo cambian tanto los conceptos de una sociedad a otra. Recuerdo que el día de mi cumpleaños mi abuela me regaló medio kilo de un dulce americano que tiene muchísima azúcar.

Me lo comí entero antes de desayunar. Luego desayuné, y como allí se come muy temprano, casi enseguida salimos con mis tíos a comer para celebrar mi 18 cumpleaños: hamburguesas, patatas fritas, helados de postre. Luego fuimos a comprar una tarta para poder apagar las velas. Por la tarde fuimos al supermercado a hacer la compra, y allí se me aceleraba el corazón de ver tanta comida que, de algún modo, se había convertido en una droga para mí. Mi hermana y yo comprábamos dulces, helados, mantequilla de cacahuete, galletas, y luego nos pasábamos la tarde haciendo viajes en secreto a la cocina para devorarlo todo. A la hora de cenar, como era una hora «legal» de comer, si ese día ya estaba «perdido», también comíamos. A menudo sentía que el corazón se me iba a salir del pecho porque me latía muy deprisa, por la cantidad de comida que había ingerido. Me costaba respirar y sentía literalmente cómo iba engordando casi por momentos. De hecho de un día para otro se me iba quedando cada vez más pequeña la ropa y ya no sabía cómo taparme los kilos «nuevos» que me acompañaban a todas partes. Por las noches casi no podía dormir de lo atiborrada que me sentía. Me engañaba, fingiendo que estaba enferma y que por eso me sentía mal y que al día siguiente empezaría una dieta para curarme y que toda esa pesadilla acabaría. Por las noches siempre me consolaba diciendo que **mañana** podría controlarme. Pero el momento de despertarme al día siguiente era para mí peor que una

resaca. Me odiaba más que nunca, y me sentía incapaz de levantarme de la cama y mirarme al espejo del cuarto de baño al cepillarme los dientes.

Todo lo veía blanco o negro. No había término medio. Cuando decidía que ese era el día en que empezaba mi dieta, durante las horas de comer me ponía muy nerviosa y defensiva y me esforzaba por convencer a mi abuela de que tenía que adelgazar y ponerme a dieta, y no la dejaba cocinar. Comía una ensalada, o un poco de queso fresco a pesar de sus protestas, y me sentía «limpia» por un rato, al haberme podido salir con la mía. Pero un poco más tarde me empezaba a invadir la ansiedad, los pensamientos sobre la comida que había en la cocina. Sentía mis glándulas salivares segregar líquidos. Se me hacía la boca agua. Empezaba a sudar y a sentirme nerviosa al idear formas de poder «atacar» la nevera a escondidas. En ese momento, todos mis buenos propósitos se disipaban. Sentía dentro de mí un diablo y un ángel que a veces se peleaban por controlarme, y cuando ganaba el mal era cuando me veía inexorablemente arrastrada hacia la comida, llevada por el odio hacia mí misma.

Si me veía obligada por los demás a comer durante las comidas «formales», en lugar de tomarlo como una cosa normal, lo consideraba un sabotaje y pensaba que como ya no había podido seguir mi «dieta», ya nada importaba y seguía comiendo a escondidas después de la hora de la comida o cena. Recuerdo un día en particular que me tuve que levantar de la mesa porque tenía el estómago muy hinchado y me dolía, y por primera vez me fui al cuarto de baño y me metí los dedos en la garganta para vomitar. No conseguí gran cosa, pero me alivió un poco y pude volver a la mesa y seguir comiendo. Cada vez me resultaba más difícil que no se notaran mis vorágines alimenticias, porque de repente faltaba muchísima comida de la nevera. Mi abuela abría el congelador y preguntaba dónde estaban los (varios) envases de helado que habíamos comprado el día anterior (y que yo había devorado encerrada en el cuarto de baño). Era difícil de explicar y me hacía sentirme muy avergonzada, pero eso no frenaba mi proceso de autocastigo con la comida. Ya no sabía por qué sentía unos irrefrenables deseos de comer sin poder parar, aun con el estómago repleto. Ya no sabía lo que era sentirse «empachada». Mi cuerpo ya no diferenciaba el hambre del apetito. Cuando pensaba en la comida, me invadía un ansia irrefrenable y cualquier cosa que se interpusiera me ponía muy nerviosa y tenía que superar el obstáculo como fuera. Ponía excusas para no participar en las salidas familiares y quedarme en casa sola con la nevera y la despensa, y zambullirme en mis orgías privadas con la comida. Después de esos momentos de enajenación, me sentía culpable y llena de odio hacia mí misma y me juraba ponerme a dieta y no volver a comer así (a partir del día siguiente).

Al mismo tiempo, añoraba estar delgada y poder vestirme con unos vaqueros y una simple camiseta (metida por dentro de los pantalones), en lugar de llevar vestidos anchos y faldas con cinturilla elástica, con camisetas por fuera. En aquella época, mi hermana compartía algunos de aquellos momentos de descontrol conmigo, pero generalmente nos escondíamos la una de la otra, porque a pesar de compartir un problema de adicción a la comida y de obsesión con nuestros cuerpos, el momento del atracón es muy «animal» y, muy particular y personal y difícil de compartir con otra persona. Además, cuando ves a alguien a quien quieres dominado por un comportamiento tan autodestructivo, aunque tú también lo tengas, lo recriminas por ello. Sabes tan bien lo que se siente, que quieres impedir que la otra persona se sienta así de mal. Y llegábamos a discutir cuando alguna de nosotras intentaba frenar a la otra. Y cuando estábamos en el papel de la hermana que estaba atravesando la «fiebre» de la compulsión, apartábamos a la otra de nuestro camino como fuese para poder alcanzar nuestro objetivo: la comida.

Yo siempre veía a mi hermana más delgada y más guapa que yo, y creo que a ella le reconfortaba verme más gorda. De vuelta a España, en septiembre, estuvimos comprando y comiendo dulces sin parar durante el viaje en avión. Cuando nos recogió nuestra familia en el aeropuerto, me di realmente cuenta de cuánto había engordado en tan poco tiempo. Me rozaban los muslos al andar, y la rozadura me dolía. No había hecho ejercicio en todo el verano y me sentía gorda, llena de comida hasta el último rincón de mi cuerpo y asqueada conmigo misma.

Supliqué a mi padre no tener que ir al colegio hasta haber perdido peso. Iba a volver al colegio inglés donde me habían ido tan bien los estudios. Los profesores y compañeros a los que iba a ver en septiembre me recordaban delgada. Me resultaba tan humillante enfrentarme a aquellas personas con lo que yo consideraba un fracaso personal tan grande... Me importaba más eso que el hecho de que el año anterior hubiese suspendido. Pero tuve que ir, claro. Lo pasé muy mal. No tengo palabras para explicar lo humillada, deformada y asquerosa que me sentía. Era como llevar un cartel que decía «soy así de gorda y no puedo parar de comer». No sé de dónde saqué la fuerza de voluntad pero conseguí seguir una dieta líquida a base de batidos, ya que me era más fácil no comer nada sólido que enfrentarme a raciones «medidas» de comida normal, y además empecé a correr todos los días. Perdía peso despacio, pero lo perdía. Incluso empecé a prepararme para una maratón. En Navidad estaba delgada otra vez y todo el mundo me comentaba lo guapa que me veían. Desde luego había tenido recaídas (episodios de comer sin control), pero había conseguido mi objetivo de adelgazar, otra vez a base de no tener fuerzas mentales ni físicas para estudiar. Notaba que seguía perdiendo mi (gran) capacidad de concentración. En total perdería unos quince kilos. Empecé a salir un poco con compañeros otra vez. Pero yo sentía como si mi padre tuviera miedo de perderme y que me ponía trabas a veces para salir con amigos. Me sentía culpable por querer salir de casa y pasármelo bien, aunque lo deseaba con todas mis fuerzas. Quería complacer a mi padre, pero también me quería complacer a mí misma. De repente fue como si alguien hubiese dado a un interruptor y se hubiera activado mi dispositivo de autoagresión y en poco tiempo recuperé gran parte del peso perdido. Cuando tenía discusiones con mi familia y no sabía cómo expresar mis sentimientos, o bien estallaba en un ataque de furia irracional como todos los demás, o me callaba y sólo me ocupaba la mente una idea: comer.

Seguía haciendo ejercicio y corriendo varios kilómetros cada día, pero me sentía incapaz de controlarme con la comida y sufría episodios fuertes de ansia irrefrenable y ataques compulsivos de comer. Mi autoestima sufrió otro gran golpe. Si hay algo peor que estar gorda, es adelgazar y recuperar el peso perdido (sobre todo cuando lo haces en un tiempo récord).

Mi padre me acompañó a un médico endocrinólogo, con la confianza de que me dijera que tenía un problema metabólico, que era el causante de mi nuevo aumento de tanto peso, y que con alguna pastilla mágica adelgazaría para siempre. No, no tenía ningún desarreglo metabólico. Mi gordura era enteramente «mi culpa».

Pero sí que me recetó pastillas. Anfetaminas. Las empecé a tomar con la esperanza de que fueran la solución a mis problemas. Al principio del «tratamiento» sentía que tenía muchísima energía para todo y apenas hambre. De modo que, bajo el efecto de las anfetaminas, me pasaba días seguidos haciendo todo tipo de ejercicio: montando en bicicleta, nadando, caminando, corriendo y comiendo poquísimo. Me costaba bastante dormir, y me pasaba las noches casi en blanco, pero todo fuera por adelgazar. En un par de días la báscula marcaba que había perdido otros tantos kilos. Sin embargo, pronto notaba que me embargaba un cansancio que se enfrentaba a la sensación de alerta permanente que me producían artificialmente las anfetaminas. Y en esa lucha fisiológica ganaba mi naturaleza y dejaba las pastillas. Dormía muchísimas horas seguidas porque el cansancio era real. Y volvía a comer sin medida. Y vuelta a empezar el ciclo.

Sobre los diecinueve años seguía soñando con estar delgada, ser guapísima, llevarme bien con mi familia y tener montones de amigos. Pero eso siempre era algo que conseguiría «algún día». Era como si yo fuese dos personas: la que los demás veían y la que yo quería ser por dentro y que vivía en mi imaginación. La persona «real» la odiaba. Estuve una época con un peso más o menos estable, aunque elevado para mi estatura y para mi gusto. Cuando dejé de intentar adelgazar me encontré algo mejor, y no tenía tantas ansias de comer. Conseguí estar un par de meses sin episodios de comer y vomitar. Un buen día decidí que ya podía ponerme a dieta otra vez, y me apunté a un «Club de Dieta». Me pesaron, me dijeron cuántos kilos me sobraban, me dieron a elegir mi peso ideal dentro de unos límites, y me recomendaron la dieta más adecuada para mí, dándome una hoja del diario para que apuntara todo lo que comía día a día. Tengo que decir que, desde luego, era una dieta equilibrada y que no había por qué pasar hambre con ella. Muchas personas han perdido peso con este tipo de grupos de dieta, incluida yo. Pero marcó el principio de mi nueva recaída. Las hojas de diario nos las daban para asegurarse de que entendíamos el concepto de la dieta y que lo aplicábamos correctamente. Pero cuando un día perdí el control y me encontré metiendo las manos en los espaguetis fríos de la nevera que habían sobrado a la hora de comer, y luego metiendo los dedos en la miel, y bebiendo vasos y vasos de leche con chocolate y galletas, pensé ¿y cómo escribo yo esto en mi diario de comida? Me sentía tan culpable que quería deshacer aquel «entuerto» como fuera. Sentí que quería sacar de mí toda aquella culpabilidad física y psíquica, y me acordé de lo que había hecho alguna vez en Estados Unidos cuando me sentía llena y quería seguir comiendo. Me fui al cuarto de baño y me metí los dedos en la garganta, mientras me presionaba el estómago con la otra mano para poder vomitar. Y vomité. Seguí forzándome hasta que creí estar segura de que dentro de mí no quedaba apenas rastro de mi «fallo». Y dejé ese casillero de mi diario en blanco.

Las semanas que no perdía ni un gramo, o que pesaba más, en la reunión del «Club de Dieta» me escribían un círculo rojo alrededor de mi peso junto con la palabra ¡OJO! El diario me lo corregían, y cuando me atrevía a escribir parte de lo que había significado mi vorágine alimenticia, también me lo tachaban, ¡como si yo no supiera que no formaba parte de la dieta! Leía todos los libros que se publicaban sobre dietas, ejercicio y nutrición. Me había tenido que comprar una balanza para pesar la comida, y me sabía las calorías de casi todos los alimentos de memoria. Una vez más, conseguí adelgazar. Mi hermana también. Un día nos dijo a todos que tenía una sorpresa, y fue que sin decir nada, fue comiendo menos hasta que de repente se notó que había adelgazado y estaba muy guapa. Entonces empezamos nuestras «carreras por adelgazar». Una vez con una amiga y mi hermana, después de comer en una hamburguesería, sentí que había comido demasiado. Y me fui al cuarto de baño. Mi hermana también entró y cuando vio que yo me metía los dedos en la boca para vomitar lo que acababa de comer, le pareció una idea genial para no engordar. De modo que desde aquel momento compartíamos algo más, aparte de la misma familia.

Aquel verano mi hermana se fue a Estados Unidos para estudiar. Yo me fui a la playa con el resto de la familia. Pasé dos semanas levantándome al amanecer para correr por la playa y luego hacer ejercicio. Cuidaba mucho lo que comía y me acostaba pronto y sólo dedicaba el día a controlarme. Cuanto antes me acostara, menos tiempo tendría para pensar y tener tentaciones. Volví del veraneo más delgada, morena y, además, me veía más guapa. Cada uno de aquellos quince días me resultaba eterno, porque tenía que ejercer un gran autocontrol para cumplir mi propósito de estar a dieta, seguir un régimen de ejercicio y no fallar ni una sola vez. Y lo conseguí, a pesar de que me consumía aquel esfuerzo diario al que no le veía nunca el final.

A la vuelta de las vacaciones tuve una discusión terrible con mi familia por una tontería. Todos estábamos «que saltábamos». Y lo primero que hice en la fiebre de mi rabia fue correr a escondidas a la cocina y comerme unas tabletas de chocolate que había traído mi familia de la playa. Estaba intentando llenar la terrible sensación de «vacío interno» que me embargaba durante aquellos años, aislada de los demás, incluso de mis verdaderos sentimientos, que ahogaba en la comida. Intenté vomitar el chocolate, pero no podía. No había bebido nada antes y sentía el chocolate adherido al estómago y me estremeció una gran angustia al no poder sacar de mí aquel «veneno» que me había tragado. Quería morirme. Como casi siempre que me veía «poseída» por la compulsión de comer. Ese fue el «nuevo comienzo» de mi pesadilla de todos los días y noches de aquel verano.

Mi padre y su mujer se marcharon a Estados Unidos de vacaciones, y yo me quedé en nuestra casa de verano con mi abuela, mi hermana y hermano pequeños. Procuraba ayudar en lo que podía en la casa para aliviar el dolor interior que me causaba mi conflicto conmigo misma y con la comida. Generalmente me sentía un fracaso como integrante de la familia, y como ayuda en la casa, una nulidad. Me sentía como una «extraña», ajena a la unidad familiar. Después de todo, yo no era normal. No me consideraba igual que el resto de las personas, y estaba segura de que los demás, incluyendo mi familia, también me veían diferente. Ese verano hice lo nunca visto en mí por entonces: me pasaba los días limpiando, haciendo las camas, yendo a la compra. Todas esas cosas que no solía hacer durante el resto del año porque procuraba estar en casa lo menos posible. Durante ese verano aunque mantuve un peso que yo consideraba aceptable, seguía sintiéndome frustrada por dentro y tenía miedo de engordar. Cuando iba a hacer la compra general para la familia, me compraba también galletas, bollos y dulces que iba devorando por el camino hasta llegar a casa, donde lo escondía, seguía comiendo para luego vomitarlo todo. Por entonces ya había «aprendido» que para poder vomitar más fácilmente no había que comer cosas que fuesen demasiado secas como las galletas, sin mojarlas antes en leche, o mejor mezclándolo todo con helado y bebidas gaseosas sin azúcar, porque así «salen» mejor. Me vi gastando dinero en comprar comida que sabía desde un principio que iba a vomitar. Ya no era una tableta de chocolate. Eran cantidades inimaginables de comida, que vomitaba una y otra vez para luego poder seguir comiendo. Mi abuelo me había dado bastante dinero a principios del verano para que me comprara ropa. Siempre nos daba dinero a los cuatro hermanos. Recuerdo perfectamente que me compré unas sandalias y el resto del dinero se me fue en comida para mis atracones solitarios. Me sentía muy deprimida y angustiada. Sólo hacía cómplice de ello, a veces, al chico con el que estaba saliendo y con el que me llegué a casar en secreto ese mismo verano en un ataque de tontería juvenil de ambos. Sin embargo, me producía más angustia aún, porque yo no sabía sí lo quería y seguramente, a pesar de todo lo que nos decíamos, él a mí tampoco. No teníamos muchas cosas en común. Más bien nada. Creo que estaba con esa persona porque mi actividad de comer y vomitar, ganar y perder peso, me absorbía tanto que no tenía tiempo ni ganas de conocer a más personas. Seguía sin tener ni buscar amigos. Me agarraba a un clavo ardiendo. Y para saber por qué estaba él conmigo, se lo tendría que preguntar, y ya no tiene importancia. Lo pasado, pasado está.

Empezaba a tener síntomas físicos muy desagradables. Después de haber comido y vomitado una o varias veces seguidas, me sentía desfallecida, débil, mareada y con la sensación de que se me iba a parar el corazón en medio de las taquicardias que sentía. Muchas veces me tenía que tumbar porque creía que me iba a caer al suelo. Además, sentía la cara y los ojos inflamados del esfuerzo de vomitar tantas veces, metiéndome los dedos. Me empezó a entrar miedo de que me pasara algo malo por estar entregada a ese comportamiento tan destructivo tanto tiempo durante cada día que pasaba. Tenía sensaciones extrañas en la cabeza y, sobre todo, me molestaban bastante las arritmias, que aún hoy sigo teniendo. Mi madre había tenido un aneurisma cerebral años atrás y se me ocurrió que quizá a mí me pudiera pasar lo mismo. Ese mismo miedo me empujaba a seguir haciendo locuras con la comida. Era como si me quisiera hacer daño, pero me asustara responsabilizarme de ello.

Cuando volvieron de veraneo, mi padre y su mujer me contaron que habían estado con mi hermana en Estados Unidos, y me enteré de que, en un arrebato de confesión, ella les había contado lo que hacíamos las dos para no engordar. Al parecer ella también estaba bastante «engan chada» con este comportamiento. Lo que en un principio fue motivo de mayor unión entre mi padre, su mujer y yo, luego fue causa de crecientes problemas. Sabiendo ellos que, además de vaciar la nevera y comprarme comida, me encerraba en el cuarto de baño para vomitar, me registraban la habitación en busca de envoltorios vacíos o restos de comida escondidos. Me sentía vigilada. Cuando entraba en el cuarto de baño para vomitar, abría la ducha para que no se me oyera, y tenía que procurar limpiar la taza lo mejor posible para que no se notara nada. Pero siempre había salpicaduras, siempre tardaba un par de minutos de más, o había alguien escuchando tras la puerta. Para mí eso no significaba un interés por mi bienestar, sino un ataque personal. A los demás les daba asco entrar en el cuarto de baño cuando yo salía, cuando sabían lo que acababa de hacer.

Ya con veinte años seguía delgada, pero todavía controlada por las ansias de comer. Buscando otra solución a mi problema, me apunté a un gimnasio por primera vez. También decidí llevar un diario personal de todo lo que comía. Cada vez reducía más las cantidades, pesándolo todo y sumando las calorías. Cuando tenía recaídas y me dejaba llevar por el impulso de comer «hasta reventar», lo apuntaba también, pero siempre me sentía impotente, amargada, «atrapada» dentro de mi cuerpo cuando me pasaba y cancelaba mis clases porque no podía enfrentarme a nadie en esas condiciones de odio hacia mí misma y de angustia. Sentía verdaderamente que me quería morir, pero tampoco sabía cómo. Era una lenta agonía.

Un día, desesperada y deprimida, me atreví a pedirle ayuda a mi padre, y como se sentía impotente y no sabía qué hacer conmigo, ni cómo ayudarme, se le ocurrió pagarme una cantidad de dinero a la semana si yo no perdía el control y no comía desaforadamente para luego vomitar. Me dijo que en mi conciencia estaría quedarme el dinero si no había cumplido mi parte. La primera semana lo conseguí y estaba muy contenta. Pero cuando además de gastarme su dinero en comida se lo tuve que contar en medio de lágrimas y ganas de desaparecer del mundo para siempre por rabia y vergüenza, sentí que había sido mucho peor el remedio que la enfermedad. Quería ser la hija perfecta, y cada vez sentía que lo era menos. Realmente me costó admitir que había perdido el control y que me había metido comida en la boca sin parar arrastrada por una compulsión que me dominaba. Era un instinto básico, animal, pasional, que hacía caso omiso a la parte de mí que (a veces) era capaz de comportarse con racionalidad y buen juicio.

Mi padre estaba desconcertado conmigo. No sabía por qué su hija, que debía ser «diferente y especial», ahora estaba gorda y deprimida. Mi memoria ha borrado el contexto, pero grabó sus palabras. Me dijo que no le gustaban las mujeres gordas (estando en una de mis épocas «gordas»), y, con rabia, le contesté que iba a perder tanto peso que me iba a pedir de rodillas que engordara. Mi distorsionada percepción de la realidad y mi virtud de conseguir generalmente todo lo que me propongo en serio, me ayudó a cumplir mi amenaza. Además de llevar un diario exacto de lo que comía, me pesaba todos los días (incluso más de una vez) y me medía la cintura, las caderas y los muslos, hasta que con mi metro sesenta y siete de estatura alcancé los 45 kilos. Adelgacé espectacularmente hasta obtener un aspecto enfermizo, anoréxico. Sus amigos y conocidos le preguntaban si yo estaba enferma, y a él eso le crispaba. Seguramente mi padre estaba muy preocupado por mi salud, pero no sabía decírmelo, y yo interpretaba que siempre estaba criticando mi aspecto, que nunca era de su agrado. Sin embargo, estando tan extremadamente delgada, me sentía encantada. Cuanto más se quejaban los demás de mi aspecto, más contenta estaba yo. Era mi forma de protestar, de rebelarme. Tenía una visible separación entre las piernas, cuando mi constitución normal no lo permite, y me podía enfundar la talla más pequeña de pantalones que existe para personas adultas. ¡Qué maravilla! Iba a clases de aerobic y caminaba todo lo que podía. Me esforzaba tanto en las clases que cuando las demás alumnas se rendían, llegaba a «picarme» con la profesora a ver quién aguantaba más. Sentía una auténtica obsesión por ser la mejor y no soportaba la idea de «abandonar» físicamente, ni por cansancio, ni por agujetas, ni por tener el pulso demasiado acelerado. Aunque me quemaran las piernas, y el corazón pareciera que se me salía del pecho, yo tenía que seguir hasta haber cubierto mi cuota de ejercicio.

El agotamiento que me producía el ciclo de seguir una dieta estricta, hacer ejercicio y vomitar me restaba aliento y ganas de vivir. Otra vez había conseguido estar muy delgada, pero no disfrutaba de nada. Mi percepción de la vida estaba teñida por una oscuridad que apenas dejaba vislumbrar los pequeños placeres que podemos encontrar en ella.

Supongo que mi padre entonces estaría preocupadísimo pensando que yo estaba en la cama con mi novio a cada momento, igual que se preocupan todos los padres sobre sus hijas, pero yo cada vez tenía menos y menos interés en el sexo. Tenía muy grabada mi primera y para mí nefasta experiencia. No me atraía en absoluto. Además, gastaba tanto esfuerzo matándome de hambre y haciendo ejercicio que me parecía un empeño demasiado grande, inútil e innecesario. Cuando estaba gorda, porque estaba gorda, me veía fea, y cuando estaba demasiado delgada incluso me daba asco que me tocaran. ¡Bueno, ahora mi padre sabrá que no tenía motivos para preocuparse! Además, con todos mis desarreglos alimentarios se me retiró la menstruación y a veces pasaba un año entero sin tener el periodo. No me importaba, porque estaba más cómoda sin tener dolores, ni tener que utilizar compresas, tampones y todas esas cosas que no dejan de ser un incordio.

Mi hermana volvió a Madrid en Navidad y tuvimos muchos problemas entre nosotras por el tema de la comida. Ella me dijo que se sentía deprimida por mi aspecto tan delgado. La primera noche la pasamos juntas, en la misma litera estrecha, abrazadas y llorando. Nos sentíamos vacías y diferentes y buscábamos refugio la una en la otra, pero no encontrábamos más que confusión y angustia. Nos daba más miedo ver los cambios que sufría la otra que lo que estábamos viviendo cada una en nuestro interior, porque teníamos una visión distorsionada de nosotras mismas y de la realidad. Mi hermana no quería que yo estuviera más delgada que ella. Ni yo que ella lo estuviera más que yo. Competíamos entre nosotras, sin admitirlo, para ver quién conseguía estar más delgada. Y nos enfadábamos cuando pillábamos a la otra comiendo compulsivamente o vomitando, aunque luego lo hiciéramos nosotras mismas. Ninguna quería admitir a la otra la magnitud de nuestro problema, pero, a veces, intentábamos sentirnos menos culpables haciéndonos cómplices y tapando nuestros «pecados» delante de nuestra familia. Para que no nos oyeran devolver en el cuarto de baño, encendíamos la radio y vomitábamos en nuestro dormitorio dentro de bolsas de basura, que cerrábamos y guardábamos en el armario o debajo de la cama hasta que las sacábamos al contenedor por la noche. No mejoró precisamente nuestra autoestima cuando nuestro hermano pequeño encontró por casualidad las bolsas y los mayores clamaron al cielo por semejante comportamiento incomprensible y asqueroso. Eso creó una distancia aún mayor entre todos nosotros.

Me empecé a asustar cuando esa misma Navidad, una noche por primera vez perdí el conocimiento. Estaba hablando con mi novio normalmente cuando, de repente, sentí que todo se volvía negro a mi alrededor y que se me cerraba el campo de visión. Sólo podía decir «me voy», «me voy», y él no me entendía. Sentía que me alejaba de ahí y que no podía hacer nada. No podía casi hablar y sentí mucho miedo al ver que mi cuerpo me abandonaba. Los demás pensarían que estaba borracha. Pero el alcohol tenía demasiadas calorías para mi gusto, y cuando quería adelgazar ni lo probaba. Me llevaron al médico y tenía 70-30 de tensión. Había comido poquísimo y me había pasado el día haciendo ejercicio y la noche bailando. Cuando me había venido a buscar mi novio a casa, le había hecho esperarme casi dos horas porque **tenía** que hacer ejercicio y ese día no me había dado tiempo. Eso lo hacía a menudo. A veces me levantaba temprano a hacer ejercicio en mi habitación, aunque apenas había sitio, o en el salón, si no había nadie. Y a la hora de comer volvía a casa a hacer ejercicio otra vez en la hora o dos que tenía libres. Luego iba a mis clases de aerobic. El médico me inyectó algo para subirme la tensión y me recuperé un poco, pero a la mañana siguiente no tenía fuerzas para levantarme de la cama.

A partir de aquella noche, varias veces tuve amagos de perder el conocimiento. Llevaba siempre en el bolso unas gotas para subirme la tensión. Incluso abusé de ellas una vez, y sufrí los atemorizantes efectos de una subida brusca y desmesurada de tensión, creyendo que iba a morir. Viendo hoy fotos mías de esa época, entiendo que mi cuerpo delgado en extremo seguía acomodando una mente enferma, que ansiaba comer y comer a pesar de todo, y no engordar.

Para evitar problemas en casa, cada vez compraba más comida fuera en lugar de comer la que había en la nevera. Esa Navidad recuerdo haberme gastado en una mañana una barbaridad de dinero en comida que casi no podía ni soportar en las bolsas de compra que arrastraba por la calle cortándome los dedos con las asas. Era la mañana de Nochebuena y estaba sola en casa. Me pasé el día comiendo y vomitando hasta que me tuve que meter en la cama por falta de fuerzas. Por entonces también había «descubierto» la «magia» de los laxantes y los diuréticos, y la pérdida de líquidos que me producían me provocaba terribles mareos y calambres, aparte de dolores abdominales intensos y problemas a la hora de aguantar mis necesidades fisiológicas, hasta límites insospechados. Verdaderas pesadillas:

Cierto día iba por la calle caminado y comiendo, cargada de bolsas con más comida y con el estómago hinchado, los pantalones desabrochados y el abrigo cubriendo todos mis secretos. Había tomado una gran cantidad de laxantes la noche anterior y estaba empezando a notar que me dolía el vientre y que era el momento de encontrar un cuarto de baño lo antes posible. Lo más cerca que tenía era una tienda con cafetería que veía delante de mí, pero que aún estaba a un par de manzanas. Sentí que estaba a punto de perder el control sobre mi cuerpo y empecé a caminar más deprisa. Pero al andar sentía cómo la comida que me llenaba el estómago presionaba hacia abajo y los intestinos querían vaciarse. Me agaché un momento en mitad de la calle, haciendo como si se me hubiese caído algo, para poder aguantar un poco más. Empecé a sudar y a sentirme muy mal. Me pareció que me iba a hacer todo encima allí mismo en la acera. Cuando pasó el momento crítico, me puse de pie y, haciendo varias paradas para agacharme por el camino, por fin llegué a la tienda. Estaba mareada y me sentía fuera de mí mientras corría desesperada hacia los servicios. Ya los conocía de haber parado allí otras veces para vomitar de camino al trabajo. Cuando entré en un cubículo vacío e intenté desabrochar los pantalones, la urgencia, el dolor, la molestia eran tan abrumadores, que mi cuerpo, una vez más, me dominó y no tuve tiempo de bajarme ni la cremallera. No me lo podía creer. No me lo quería creer. No podía ni llorar, aunque tenía ganas. Me quedé paralizada por lo que me había pasado. Era una adulta, tenía veintidós años, y me acababa de hacer mis necesidades encima y fuera de casa. Quería despertarme de aquella pesadilla, pero no podía. Aquello era de verdad. Me embargó una sensación de angustia aterradora. Cuando reaccioné, me quité como pude los pantalones y tiré las medias y mi ropa interior a la basura. Tuve que limpiarme como pude y salir al lavabo a por agua y jabón para lavarme las piernas. Metí los pantalones en una de las bolsas que llevaba con restos de comida. En medio de todo aquel mal sueño que vivía despierta sentí cómo me regurgitaba la comida que me hinchaba el estómago. Y sobre la misma taza vomité. Me limpié y, con aquel mal olor de mis pantalones manchados dentro de la bolsa y con las piernas desnudas debajo del abrigo, salí a la calle a buscar un taxi. Era invierno y hacía frío. Se me veían las pantorrillas pálidas y con carne de gallina y los pies morados embutidos en mis zapatos de tacón fino. Di gracias por llevar abrigo ese día y no cazadora, y por no haberme gastado todo el dinero en comida y poder coger el taxi. Cuando por fin paró uno, el viaje hasta casa me resultó eterno, porque el olor de mi ropa llenaba el coche y estaba claro que era yo. Menos mal que el conductor no me dijo nada. Se me caían las monedas de las manos mientras le pagaba, intentando al mismo tiempo mantener mi abrigo cerrado por delante. Al subir las escaleras de casa sentía náuseas por toda la situación. No me vio nadie entrar y pude ir corriendo al cuarto de baño a lavar los pantalones en la bañera y ducharme. Tuve que vestirme deprisa porque tenía que ir corriendo a dar una clase de inglés. Cuando llegué a clase con la lengua fuera, pero maquillada, arreglada y vestida con mi traje de chaqueta impoluto, quién podría imaginar siquiera el infierno por el que acababa de pasar. Tenía que sonreír, ser simpática y asumir el papel de profesora, mientras que por dentro me carcomía la angustia y la humillación.

Tras semejantes momentos de sufrimiento y angustia, por primera vez en mi vida, decidí visitar a un psiquiatra. Le expliqué como pude algunos de mis síntomas. Realmente era la primera vez que intentaba hablar exactamente de lo que sentía y me costaba mucho. En lo que más se centró fue en la sensación que yo sentía de tener «una opresión en el pecho» y un «nudo en la garganta». Me dijo que tenía una depresión, me recetó unas pastillas y me recomendó ver a un psicólogo. Lo hice a escondidas de mi familia, ya que mi padre me decía que los psicólogos eran una tomadura de pelo y que lo que no hiciera yo misma por mí no lo iba a hacer nadie. Hoy pienso que algo de razón tenía, en el sentido de que el poder de ayudarme está dentro de mí, pero también pienso que cuando estamos tocando fondo necesitamos un guía externo a nosotros que nos ayude a empezar a andar. Entonces también sentí que yo misma era incapaz de dominar mi vida y que necesitaba ayuda externa por encima de todo. Y esa ayuda no podía venir ni de mi familia ni de amigos, ya que no comprendían ni podían comprender lo que me estaba pasando. La verdad es que no me sentía preparada para contar mis intimidades, que casi no me contaba ni a mí misma, a otra persona. Yo me consideraba, como te dije al principio, una persona básicamente tímida por encima de todo. Me sentía muy estúpida cuando llegaba a las sesiones y la psicóloga me decía que le contara lo primero que me viniera a la mente. Tenía mi mente y mis ideas tan desordenadas que ya ni sabía cómo expresarlas. Me pasaba unos minutos sintiendo presión porque tenía que hablar y no sabía bien de qué. No podía expresar mis sentimientos. Me llegó a dar miedo ir a la consulta. Incluso cuando se aproximaba la hora, la ansiedad que me producía someterme al juicio de aquella mujer me arrastraba otra vez a comer y a vomitar y empecé a faltar a las terapias de psicoanálisis. La psicóloga entonces llamó a mi casa para saber por qué había faltado. Me sentí como si hubieran invadido mi intimidad. ¡Esto era mi secreto! Ella habló con mi padre, y aquello para mí fue devastador. Cuando mi padre me contó que había hablado con la psicóloga y ridiculizó sus palabras y toda la situación, tuve la excusa perfecta para abandonarla. Pasó mucho tiempo antes de que volviera a buscar ayuda profesional, ni de cualquier otro tipo. No se me ocurrió pensar que si una cosa no había funcionado, podría haber otras que sí funcionasen «para mí». Sentía tanta presión por el mundo que me rodeaba que me resultaba imposible pensar en fórmulas para buscar ayuda mientras estaba tan ocupada intentando ocultar mi problema a los demás, ya que no me entendían, y sus palabras de recriminación, cuando me decían «no tienes fuerza de voluntad», «has engordado», «estás demasiado delgada» «¿quién se ha comido todos los yogures de la nevera?», «no sé para qué comes, si lo vas a vomitar», me dolían más que si me estuviesen agrediendo físicamente. Y yo no sabía cómo defenderme más que poniéndome a la defensiva, dando un portazo y marchándome de casa.

Acabé engordando otra vez porque a veces comía más de lo que era capaz de vomitar. En casa no siempre era posible hacerlo sin que los demás se enteraran. Cuando todos estaban al tanto de mi comportamiento con la comida y lo único que se les ocurría, en su desconocimiento de lo que era mi enfermedad, era vigilarme y recriminarme por ello, yo hacía cualquier cosa para poder seguir haciendo lo que me pedían el cuerpo y la mente, y por eso me encontraba en servicios públicos de bares y restaurantes de comida rápida para vomitar allí y así evitar conflictos en casa. Pero no era suficiente. A veces tardaba en encontrar un servicio. Así que engordé otra vez. Dejé de ir a las clases de aerobic porque me veía gorda y me aterraban los comentarios que al respecto pudieran hacer mis compañeras de clase. Sobre todo porque había recuperado mucho peso en poquísimo tiempo. Pensé en hacer ejercicio en casa hasta perder peso y luego volver al gimnasio. Me compré unos pantalones de plástico para sudar más y, siguiendo libros de ejercicio, lo que había aprendido en clase y mi intuición, volví a encerrarme en mi habitación para hacer ejercicio sola. Pero ni perdí peso ni volví al gimnasio. Además, los días en que perdía del todo el control y me daba el gran atracón, mi mentalidad de «todo o nada» me decía que como había tirado mis buenos propósitos por la ventana, si había fallado con la comida, no merecía la pena hacer ejercicio, aunque cuando no lo hacía también me sentía derrotada y culpable.

Como te he comentado, yo era profesora de inglés en una academia. Sabía que mi problema no era por falta de ocupación, porque tenía los días bastante completos y llenos de clases. Yo tenía llaves de la academia y a veces llegaba cargada de bolsas con comida y, por supuesto, comiendo. A veces cogía el dinero de la caja si yo no tenía, y cuando podía lo reponía. Me sentía muy culpable porque estaba engañando a los demás y me estaba engañando a mí misma. Pero cuando me embargaban las ansias de comer, quitaba dinero a mi familia o lo cogía de la academia, y aunque luego lo reponía lo antes posible, hasta que lo hacía me sentía culpable y angustiada. Cuando no me era posible conseguir dinero, iba a las panaderías cercanas, a casas donde me conocían, y pedía que me fiaran y conseguía salir de allí con cantidades ridículas de pasteles que estaba segura de que sabían que eran sólo para mí. Generalmente repartía mis compras de comida entre varios establecimientos, sobre todo cuando tenía que utilizar el método del «préstamo» por parte de los tenderos que me conocían. Cómo iba a racionalizar el hecho de «tener» que comprar tanta cantidad de comida dulce. No es lo mismo pedir que te fíen una botella de leche o una barra de pan, que se considera algo necesario, que decir que no llevas dinero en ese momento, pero que «tienes» que llevarte 15 pasteles, varias tabletas de chocolate, yogures de sabores y varias latas de refrescos. Pero cuando me invadía el ansia, todo eso me daba lo mismo. Me tragaba mi vergüenza y mi orgullo y me iba a las tiendas a pedir comida fiada, a veces teniendo luego que evitar pasar delante de la puerta durante semanas porque no podía pagar mis deudas, ya que en cuanto tenía dinero me lo gastaba en más comida que compraba en otras tiendas donde no me conocían. Si llegaba a la academia antes de mis clases y no había nadie todavía, seguía comiendo los yogures de sabores, el chocolate, los pasteles, batidos, helados en grandes cantidades. Comía hasta sentir que iba a reventar y luego me metía en el cuarto de baño a vomitar, diez minutos antes de que empezara mi clase. Había veces que estaban llamando los alumnos a la puerta y yo seguía desgarrándome la garganta con la cabeza casi dentro del retrete. Cuando sonaba el timbre, la señal de que se me había terminado el tiempo, me sentía como un animal salvaje al que habían interrumpido mientras se comía a su presa embargado por la necesidad. Pero tenía que salir a abrir la puerta, con la cara desencajada, manchada de vómito sin darme cuenta, y volverme a encerrar en el cuarto de baño porque no había conseguido devolver lo suficiente, mientras mis alumnos me esperaban sentados en la clase. Sentía la cara caliente, y cómo se me iba hinchando, tanto del esfuerzo como de la invasión masiva de calorías en tan poco tiempo. Era como una pesadilla. Cuando entraba a dar mi clase, creía que todos sabían lo que acababa de hacer, y mientras procuraba estar simpática y olvidarme de lo que había pasado, mi parte irracional me recordaba que todavía tenía escondida comida que me había sobrado de mi atracón previo. A veces, durante la clase ponía ejercicios a mis alumnos para poder ir al cuarto de baño a comerme las galletas que me habían sobrado de mi vorágine antes de la clase, y luego beber mucha agua para intentar vomitar. Alguna vez he sacado de la basura la comida que ya había tirado al dar por terminada mi «orgía». En ese momento me daba igual que tuviera ceniza de las colillas que había tirado alguien antes o que tuviera que despegar chicles que habían salido de la boca de otros. Sólo quería comer. He llegado a cancelar clases o no presentarme porque había estado comiendo y devolviendo tanto que tenía la cara y los ojos hinchados o porque tenía tantas ansias de hacerlo, que todo lo demás me daba igual en ese momento y sólo quería llevar a cabo mi compulsión.

El siguiente invierno tenía proyectado marcharme a Estados Unidos a hacer un curso para diplomarme como monitora de aerobic. Después de todo, me gustaba mucho el deporte, se me daba muy bien, el aerobic era algo que en España estaba empezando, y pensaba que haciéndome monitora se acabarían mis problemas, ya que tendría que trabajar con el cuerpo y eso frenaría mis ansias de comer. Pero en el paraíso de la «comida basura» mi problema siguió. Allí trabajé en un gimnasio para mujeres como monitora e hice amigas entre mis compañeras. Y descubrí que yo no era la única que a veces tenía que llamar para cancelar mi clase diciendo que estaba enferma cuando acababa de terminar de comer y vomitar durante un par de horas, por mi miedo a la opinión que iban a tener de mi cuerpo las demás monitoras y mis alumnas. ¿Y si no estaba lo suficientemente en forma? ¿Y si estaba demasiado gorda? ¿Y si engordaba más? Cuando las monitoras de aerobic asistíamos a seminarios de reciclaje, las gerentes de los gimnasios nos avisaban de que tuviéramos cuidado de no estar gordas ya que teníamos que servir de modelo a nuestras alumnas. Eso significaba una mayor presión externa, que agravaba mi problema y el de las demás. Incluso nos obligaban a ponernos a dieta siguiendo un régimen basado en unos batidos de la marca del gimnasio y que teníamos que pagar de nuestro bolsillo.

Por mi cuenta compraba comida dietética, pero comía tanta que daba lo mismo. Y luego toda acababa en el retrete, si tenía «suerte». Si no, engordaba ese otro poco más que tanto me aterraba. Un día, llorando en los vestuarios, la encargada del gimnasio me preguntó qué me pasaba. Estaba tan harta de mí misma que me daba igual y se lo conté. Que no podía escaparme de mi obsesión por mi cuerpo, por la comida, y por la gordura. Y me dijo que ella también era bulímica. Otra compañera mía también lo confesó. Por un lado, me aliviaba poder hablar con alguien de mis sentimientos al respecto, de lo que me pasaba, de lo que significaba esconder una «adicción» semejante. Sí, así me sentía, como una adicta, atrapada en un comportamiento irracional pero inevitable, que dominaba mi vida y me estaba destrozando emocional y físicamente.

Hablamos en secreto de las «técnicas» que utilizábamos para vomitar más fácilmente. De las subidas y bajadas de peso. Del tipo de comida que nos atraía a cada una. De las heridas que nos hacíamos con los dientes en el dorso de la mano por meternos los dedos en la boca tantas veces, y también de las heridas del alma. De los mareos, las bajadas de tensión, las palpitaciones, las anemias. De cuando vomitábamos en servicios públicos...

Por primera vez pude contarle a alguien aquella ocasión en que, encerrada en un retrete público con más mujeres esperando para entrar, tardaba tanto en salir, porque tenía mucho que vomitar y me costaba, que una señora que estaba harta de esperar empezó a aporrear la puerta y tuve que salir de allí, con la ropa y los zapatos salpicados de vómito, intentando esquivar las miradas de extrañeza de aquellas mujeres y escaparme de ellas, con los ojos rojos y llorosos del esfuerzo.

Y aquella otra experiencia tan aterradora en unos servicios públicos muy solitarios, en los que había estado vomitando después de una orgía «callejera» de comida. Había estado un buen rato presionándome el estómago con una mano y hurgándome la garganta con la otra, con la cabeza casi dentro de un retrete que olía mal, por el que habrían descendido los excrementos de quién sabe cuántas personas que yo no conocía. Había alguna compresa tirada por ahí, restos de pis en el borde de la taza y el suelo estaba mojado. Pero en aquel momento yo no sentía ningún respeto por mí misma y todo aquel ambiente había llegado a formar parte de mis quehaceres diarios. Eran situaciones con las que me enfrentaba cada vez que entraba en un servicio público. Entraba más veces a vomitar que a hacer un simple pis. Aquel día en particular, como otras veces, después de vomitar, me quedé encerrada en aquel cubículo metiéndome de forma mecánica en la boca más comida que llevaba en una bolsa mientras, sentada sobre la taza sucia, leía el *graffitti* de la puerta que habían dejado otras chicas a su paso por aquel lugar frío y húmedo que alojaba los desperdicios de la humanidad. «Odio el mundo», «Que te den por el culo», «Pepita quiere a Francisco». Yo nunca he escrito nada en las paredes de ningún servicio, pero he pasado mucho tiempo leyendo las protestas y manifestaciones que decoran sus puertas. No sé por qué lo hacen. Pero supongo que ellas tampoco entenderían por qué estaba yo allí encerrada leyendo aquellas frases sin sentido, protestando a mi manera mientras devoraba comida que había comprado, para luego vomitarla. Cuando ya había engullido todo lo que llevaba, más otras cosas que había dejado a medio comer la primera vez, tuve que salir al lavabo como otras veces a beber agua para poder devolver más fácilmente. Sentía cómo se me iba llenando el estómago de líquido mientras me lo masajeaba para mezclar mejor el agua con la comida. Al incorporarme del grifo, vi cómo desaparecía la cabeza de un hombre que me había estado observando desde la puerta. Sentí un escalofrío. Entré en el cubículo de nuevo para vomitar, intentando, como siempre, hacer el menos ruido posible. En medio de mis arcadas, de repente, oí pasos salir del servicio de hombres y entrar en los servicios de señoras, donde yo estaba. Con la sangre palpitándome en las sienes por mi postura invertida y por el miedo, me quedé muy quieta y callada, mirando lo que acababa de echar por la boca y que se había quedado pegado a la cerámica del servicio, esperando que ese alguien, que tampoco hacía ruido ni se movía, se marchara. Sólo oía su respiración y la mía, cada una a un lado diferente de la puerta. Me sentía asustada, atrapada y a la vez angustiada por no poder seguir vomitando ni tampoco salir de allí. No sé cuánto tiempo pasé allí dentro. No sabía quién era ni lo que quería, pero me sentía amenazada y tuve miedo porque me pudieran hacer daño. Por fin volví a sentir y oír sus pasos alejándose y entrando en el servicio de caballeros. Sin tirar de la cadena, ni limpiarme la cara, cogí mi bolso, abrí el cerrojo y salí corriendo hasta la calle, sin mirar atrás. Nunca sabré si era un simple empleado de la limpieza que me había oído vomitar y pensaba que estaba enferma, un pervertido que, aprovechando la soledad de aquel lugar, quería satisfacer su morbo, o un ladrón... qué sé yo. Pero por primera vez me di cuenta de que mi problema me hacía meterme en lugares y situaciones potencialmente peligrosas. Nunca se me hubiese ocurrido entrar en aquellos servicios para una necesidad normal. Cuando ya me sentía lejos de aquel peligro, con el corazón golpeándome el pecho por la culpa y por la carrera, aún tuve que ir a otro lavabo público porque casi no podía respirar de la cantidad de comida que tenía en el estómago. En casa procuraba no vomitar, porque cuando salpicaba las paredes y el suelo, la vista nublada me impedía limpiarlo a fondo y luego tenía problemas cuando alguien descubría los rastros de mis purgas. No sabía cómo enmascarar el olor del vómito, que era muy persistente aun después de pulverizar ambientador, desodorante o colonia en el aire. Además, me sentía humillada cuando me pedían explicaciones por mi comportamiento, y sobre todo por no haber dejado el cuarto de baño limpio.

Me encontré contando todo esto a aquellas compañeras que por fuera parecían deportistas de aerobic, atractivas y delgadas, pero que por dentro se sentían gordas y se odiaban a sí mismas. Ellas también se sentían arrastradas hacia la comida y vomitaban para no engordar. También se sentían impotentes. Por fin se lo podía contar a alguien que sabía lo que eso quería decir, por experiencia, y sentí un gran alivio. Una de mis compañeras me contaba que se tenía que esconder de su novio, que al enterarse de su relación con la comida la acompañaba cada vez que iba al cuarto de baño para asegurarse de que no iba a devolver. Pudimos contarnos nuestras experiencias y nos sentimos menos solas porque había alguien que entendía perfectamente lo que sentíamos y por lo que estábamos pasando. Inmersas en nuestra enfermedad, intercambiábamos nuevas tácticas para «corregir» nuestras orgías de comida o para esconder nuestro comportamiento de los demás.

Comentábamos lo fácil que era fácil vomitar cuando has tomado bebidas con burbujas o leche. Que la pizza y el queso son más difíciles de eliminar, porque se forma una especie de «tapón» que no hay manera de sacar del estómago. Hablábamos de las combinaciones de comida idóneas que luego permitían un vómito más fácil. Y de los laxantes y los diuréticos. En Estados Unidos hay incluso laxantes con sabor y forma de tableta de chocolate, con lo cual es mucho más fácil sufrir sobredosis, sobre todo si tienes un problema de adicción a la comida. Las golosinas, dulces y caramelos son muy difíciles de vomitar porque se asimilan enseguida. A veces mezclar palomitas de maíz o algo con fibra con alimentos menos sólidos también facilita la purga. Es toda una ciencia que sólo conocemos por experiencia las adictas a la comida. Cada una ideamos nuestros propios sistemas, ya que cada cuerpo es diferente. Una de mis companeras era capaz de vomitar sin meterse los dedos siquiera. Otras personas no pueden de ninguna manera y por eso engordan mucho más, aunque seguramente su salud a la larga salga ganando. A lo largo de aquellas conversaciones, nada de lo que las demás nos contaban nos resultaba extraño ni impensable. Sin embargo, todas estábamos de acuerdo en que no queríamos seguir así, pero no sabíamos cómo parar. Lamentablemente no conocí a nadie en aquellos momentos que se estuviese recuperando. Me hubiese ayudado mucho saber que había esperanza. Pero, por lo menos, pudimos sacar nuestros «fantasmas» a la luz, donde dan menos miedo. Luego, por suerte o por desgracia, cada una seguimos nuestro camino y, por mi parte, pasé los años posteriores atrapada en el mismo problema.

Lo que aprendí siendo monitora de aerobic

«Soy una bailarina, una culturista física. Me gusta controlar mi propio cuerpo.»

SHIRLEY MACLAINE, *Dentro de mí*

A los veintiún años empecé a impartir clases de aerobic en España. Estaba de moda. Al principio me daba bastante reparo ir de gimnasio en gimnasio presentándome como monitora, porque siempre pensaba que no estaba lo suficientemente delgada o en forma. En una entrevista el director del gimnasio me comentó que quizá debería perder un poco de peso (y tampoco estaba precisamente en uno de mis periodos de «gorda» en ese momento). Pensando hacia atrás en aquel momento no lo estaba, pero ese hombre se quedó tan tranquilo haciendo su comentario machista que realmente no demostraba más que su insensibilidad como ser humano. De todos modos empecé a dar clases de gimnasia a un grupo de mujeres que habían dado a luz hacía poco y querían ponerse en forma. Me esmeraba en hacer bien mi trabajo y corregir a mis alumnas y asegurarme de que podía ayudarlas a gustarse más a sí mismas. Mi contacto con estas mujeres, que admiraban mi cuerpo que yo tanto odiaba, me hacía ver que podía ayudarlas y que, por otro lado, estaba en posición de hacerlo precisamente porque me admiraban.

Más tarde conseguí trabajo en otro gimnasio mucho mejor preparado que acababa de abrir, y que más adelante pasó a ser uno de los gimnasios «de moda» en Madrid. Me gustaba mucho dar clases de gimnasia; en algunos momentos elevaba mi autoestima porque comprobaba que yo era el modelo de otras personas y que además estaba mucho mejor tanto de aspecto como de forma física de como yo me veía. Al principio supuso una «subida» para mi ego. Pero fue un arma de doble filo. Lo que a veces era satisfacción por poder ayudar a los demás a gustarse a sí mismos, se convertía en angustia por la posible opinión de mis alumnos hacia mí.

Cada vez tenía más alumnos, y yo siempre procuraba hacer las clases, además de efectivas, divertidas, y aunque nunca llueve a gusto de todos, a la mayor parte de las personas que venían a mis clases les gustaban. También preparaba programas individuales, que era cuando más contacto personal tenía con la gente. Entonces me daba cuenta de la ingente cantidad de complejos que tienen las personas. Una vez tuve que estar literalmente pegada a una chica muy delgada durante sus primeras sesiones con aparatos porque era muy tímida, y, si yo no estaba siempre con ella, no quería apuntarse al gimnasio. Me decía que se veía gorda, cuando realmente estaba excesivamente delgada. Poco a poco se fue soltando y podía hacer sus sesiones de ejercicios sola, con supervisión ocasional de los monitores, incluida yo misma. ¡Pero no había forma de hacerle entender que estaba demasiado delgada y que no tenía motivos para estar acomplejada por su «gordura»!

Muchas mujeres, chicas jóvenes y menos jóvenes, me preguntaban qué comía yo, cuánto ejercicio hacía, si tomaba vitaminas para estar «así de bien»... Y me veía a veces mintiendo por el bien de ellas. Lo siento. No podía contarles que me importaba tanto la opinión de los demás (incluso la de ellas) que a veces esa ansiedad por mi aspecto me hacía consolarme comiendo para luego vomitar antes de salir a poner la música para dar una clase. Cada vez hacía más ejercicio, y aparte de mis clases de aerobic empecé a hacer musculación con aparatos y además hacía bicicleta e iba al gimnasio caminando si no estaba demasiado deprimida por mi aspecto. Aun así era capaz de engordar. No llevaba un horario de comidas habitual porque me pasaba el día entre las clases de inglés y las de aerobic. Más adelante dejé las clases de inglés para dedicarme por completo al gimnasio. Comía fruta y yogures entre clases, los días que lograba controlarme. Y cuando podía escaparme un rato llevada por mi ansia y mi desesperación, salía a recorrer los sitios de comida rápida de la zona y pastelerías, para vomitar en algún bar o en el cuarto de baño del gimnasio. También entonces tomaba laxantes y diuréticos, y a veces no sabía cómo había sido capaz de terminar una clase de aerobic, sintiendo calambres y con la vista nublada. Se me secaba la boca y me costaba hablar mientras daba la clase, y me dolía la garganta por habérmela raspado con las uñas. Para dar las clases, me tapaba las piernas con una falda de danza que me había comprado en Estados Unidos. O me ponía un chándal encima de las mallas. Decidía ponerme a dieta y la rompía a los dos días porque me frustraba ver que no perdía ni un gramo a lo largo de mis múltiples visitas a la báscula en una misma mañana o tarde. Como por el día me resultaba más difícil «encajar» mis orgías con la comida en mi apretado horario, me pasaba el día nerviosa, como si estuviese pasando el «mono», arisca y desquiciada. Por la noche mi novio de entonces me dejaba en la puerta de casa después de una velada de apenas comunicarnos, ya que yo quería quedarme sola lo antes posible y no tenía ganas ni de hablar con él. Le decía adiós y, al entrar en mi portal, esperaba a verlo desaparecer por la esquina con el coche. A veces eso ocurría a la una o a las dos de la mañana. Entonces yo salía corriendo del portal y me iba andando a una cafetería-tienda que estaba abierta hasta entrada la madrugada, y una vez allí, jadeando y medio mareada por la anticipación de mi «festín», me compraba cajas de bombones, bebidas y helados, y cuando ya no me quedaba más que dinero para un taxi me iba a casa. Ya por el camino iba abriendo los chocolates, con las manos casi temblando, y cuando llegaba a casa me encerraba en mi habitación con mis «provisiones» y no salía hasta que llegaba el momento de vomitar. A veces me daban las cuatro o cinco de la mañana, porque con la taquicardia que sentía después del atracón no podía dormir y me ponía a leer o a escribir mis buenos propósitos para el día siguiente.

Un día, después de una noche semejante, simplemente no me presenté al gimnasio, porque era incapaz de enfrentarme a nadie en las condiciones físicas y psíquicas en las que había amanecido. Tenía bastantes problemas con mis compañeros y compañeras, porque a veces mi comportamiento era irracional, cuando me dejaba llevar por mis ansias, y eso me hacía actuar de forma egoísta. Como aquel día que no fui a trabajar sin avisar. Me pasé el día entero comiendo y vomitando, vagando por las calles porque tampoco podía ir a casa. Tenía un miedo horrible a encontrarme con alguien conocido. Cuando me invadían las ganas de esconderme del mundo y evadirme comiendo, era capaz de abandonar cualquier responsabilidad, porque justamente lo que quería era escapar de ella. Sobre todo de los demás. Y de mí misma, pero no podía. Me sentía encerrada en un cuerpo imprevisible, que tan pronto estaba delgado como gordo, que tan pronto era mi amigo como mi enemigo y que me obsesionaba y me causaba problemas sin parar.

Mis alumnos y compañeros entonces me veían engordar, luego hacer una dieta irracional y adelgazar, en fin, cosas que para mí eran familiares, pero que ahora estaban a la vista de más personas. Aunque no del todo, claro. Los demás sólo veían lo que yo no podía esconder: mi aspecto físico. Pero nadie sabía lo que me estaba pasando por dentro, lo desgarrada que me sentía, lo cansada y desesperada. El gran vacío existencial. A veces no podía evitar llorar porque me daba miedo enfrentarme a mis alumnos antes de dar una clase. Eran clases bastante numerosas, a veces induso de 50 personas. Y cuando me encontraba más delgada y más a gusto conmigo misma, me subían la moral y yo se la subía a los demás. Pero cuando me sentía más gorda, me resultaba deprimente intentar fingir que estaba a gusto en aquel momento, y me daba la impresión de que todo el mundo tenía los ojos clavados en mis defectos, en mis muslos, y que sabían que había estado hinchándome a comer y vomitar, mientras yo deseaba tener un cuchillo en la mano en aquel momento para «cortar» y «tirar» toda aquella grasa que sentía que invadía mi cuerpo.

Obsesionada por el ejercicio, practicando también musculación, además de mis clases de aerobic, me gustaba verme más musculosa, e incluso llegué a inyectarme anabolizantes para potenciar el efecto de los aparatos. Quería sustituir la odiada grasa por músculo. La persona que me inyectaba los anabolizantes, una alumna mía que era enfermera, me avisó de que me podían hacer retener líquidos y ponerme un poco agresiva. Pensé que sería un buen motivo para vencer mi «adicción» a la comida, ya que comer en exceso siempre me hacía retener líquidos, pero no pude controlarme, y el resultado fue mucho peor de lo habitual. Fue cierto que después de mis ataques de comida me hinchaba mucho más debido a los anabolizantes, con lo cual tenía que tomar más diuréticos para que se me deshincharan los párpados y sobre todo, la cara. Lo cual me producía más mareos y debilidad. Era un círculo vicioso que nunca se rompía. Además, me veía rodeada de personas que también hacían culturismo y que llevaban dietas irracionales de ingestas masivas de proteínas en polvo, etc. Con lo cual no se veía tan anormal el que yo también tomara anabolizantes, diuréticos, etc., que nos estaban haciendo daño a todos por igual.

Ese mismo año por fin decidí liberar a mi familia del conflicto de mi presencia. Ya no me sentía capaz de seguir afrontando las peleas y el mal ambiente que estaba convencida que era por culpa mía. Y, de una forma algo violenta, me fui a vivir sola. Siempre he pensado que fue lo mejor para todos. Incluso para aquel chico con el que me había casado y con el que llevaba una relación que nos estaba haciendo daño a los dos. Al irme de casa me sentí más responsable de mí misma y por fin pude concluir aquella relación pareja que había dejado de tener sentido hacía mucho tiempo. Sin embargo, mi problema personal e intransferible de sentirme culpable por todo, de odiarme y de comer compulsivamente, ya estaba tan arraigado en mí que se mudó conmigo.

Llegó a tal punto mi obsesión con mi cuerpo y mi rechazo hacia mí misma, que aún llevé más lejos el autocastigo. Una mañana antes de ir al gimnasio a dar clase, me encontré una vez más ahogando mis penas comiendo todo lo que tenía en mi apartamento y sin poder purgarme todo. En un arranque de odio hacia mí misma y desesperación por estar atrapada en la situación de haber comido demasiado y no poder vomitar, cogí unas tijeras y empecé a hacerme cortes en un brazo, despacio para sentir el dolor. Me sentía como en trance. Quería hacer daño a ese cuerpo en el que estaba encerrada y que sólo me obsesionaba mantener delgado y que a la vez me empujaba a comer. Mi ánimo sufría terribles altibajos, y en mis peores momentos me encontraba deseando morir para escapar de aquel infierno, para escapar de mi cuerpo, de mí misma...

A las personas que luego me preguntaron lo que me había pasado les mentí diciendo que me había mordido un perro. Todavía tengo una cicatriz en el brazo de recuerdo. Hoy sé que lo único que había pretendido era llamar la atención. Estaba pidiendo ayuda a los que me rodeaban, sin darme cuenta ni yo misma. La única ayuda que realmente sabía pedir era cuando iba por mi cuenta a psiquiatras y psicólogos (que además eran personas absolutamente ajenas a mí emocionalmente), que me recetaban medicación antidepresiva o tranquilizantes, y yo esperaba que eso acabara con mi angustia, mi depresión y mis ansias de comer, mi obsesión con mi cuerpo, y que de paso me hicieran adelgazar. Y claro, no había nadie que fuera capaz de recetarme una pastilla de autoestima. No existe.

Empecé a cuestionarme seriamente mi papel de monitora de gimnasia. ¿Cómo podía ser el modelo de otras personas que también se veían gordas y ayudarlas, cuando yo misma me sentía tan fuera de control? Sin embargo, mi problema irónicamente me hacía «conectar» más con las demás personas que en mayor o en menor medida también estaban sufriendo por dentro. Había chicas muy guapas que se escondían para cambiarse de ropa en los vestuarios para que nadie las viera desnudas. No les gustaba su cuerpo. Se veían gordas, deformadas y quién sabe cuántas cosas más.

De hecho, la mayor parte de las mujeres hacen ejercicio no para estar en forma, sino para adelgazar, lo cual creo que es un motivo equivocado. Generalmente, la gimnasia en sí misma no adelgaza. Si así fuera, con la cantidad de clases de aerobic que daba y el ejercicio que hacía aparte de eso, yo hubiese estado como un palillo, lo cual no era el caso.

Siendo monitora de aerobic aprendí que tenía la capacidad de ayudar a otras personas a cuidarse y quererse más gracias a mi propia experiencia de sufrimiento a causa de mi culto al cuerpo y al perfeccionismo. Procuraba transmitir mensajes positivos y recomendaciones sanas y sensatas que evitaran que otras mujeres pasaran por mi mismo calvario. También se puede aprender enseñando. Pero aún me faltaba convencerme de que los mensajes de «autoamor» que transmitía a los demás eran perfectamente aplicables a mí. Ya entonces quería evitar que otras personas pasaran por el infierno del cual yo no sabía cómo salir.

El amor: ¿La solución?

«Rodéate de personas que te animen a ser todo lo que eres capaz de hacer. Sabrás quiénes son esas personas.»

WAYNE DYER, *Tus zonas mágicas*

A los veintitrés años, en aquel gimnasio donde trabajaba, me enamoré de nuevo. Los primeros días nos contamos mutuamente nuestras vidas, cómo éramos, lo que queríamos conseguir... Y me encontré hablándole de mi enfermedad, mi problema con mi imagen, mi peso, mi cuerpo, con la comida... Todo lo que te acabo de contar a ti, y más detalles que se me habrán olvidado porque ha pasado tiempo, y sé que mi mente procura borrar lo que le ha hecho daño para no sufrirlo otra vez. El encontrar el amor de pareja tampoco acabó con mis problemas. Me gustaría poder contarte un cuento de hadas y decir que yo sustituía el amor por la comida, y que cuando encontré el verdadero amor se acabaron mis problemas con la comida y con mi imagen. Pero no se acabaron. El problema estaba muy arraigado dentro de mí, formaba parte de mi ser. Era una parte más como los brazos o las piernas. Como la costumbre de cepillarse los dientes después de comer. Él tenía que saberlo, así que le mostré otra faceta de las mujeres que él desconocía, y muchas de las cosas que le contaba de mí le sorprendían que pudieran ocurrirle a alguien. Pero hacía todo lo posible por entenderme, y ayudarme a superarlo.

Juntos aprendimos que la obsesión con el cuerpo, el comer, el vomitar, en fin, la bulimia, es una adicción más. Lo que ocurre es que es más fácil de disimular que si te drogas con cocaína, te pinchas heroína o bebes alcohol. Además, al dejar el alcohol o las drogas lo puedes hacer por completo, pero la comida nos hace falta para vivir. Tenemos que enfrentarnos a ella queramos o no. Y aunque no parezca tan letal, también nos puede destruir la vida.

Aquella pareja sentimental me trajo lápices para que volviera a dibujar cuando le conté que hacía tiempo que lo había dejado, me animó a escribir cuando le dije que era una de mis ilusiones pero que me sentía «bloqueada». Me regaló un gatito al que cubrí de amor y de mimos, y que llenaba mi necesidad de «sentirme útil» para otro ser. Me animó a asistir a clases de danza a los veinticuatro años, cuando yo me consideraba demasiado mayor y poco (o nada) preparada, siendo algo que siempre había querido hacer y no había hecho (por culpa de la etiqueta de «descoordinada»). Mi primer día de clase de danza salí llorando, pensando que yo no pertenecía a aquel mundo, porque no tenía el nivel suficiente. Pero él me apoyó y superé mis miedos y mi vergüenza, y ahora la danza es una de mis mayores satisfacciones, que me conectan conmigo misma y me permiten expresarme físicamente de forma creativa. Tengo que dar gracias porque el destino cruzó mi camino con el de Lola, mi primera profesora de danza (bailarina y coreógrafa), quien sin ella saberlo me ayudó a sacar de mí la fuerza que creía no tener. Años después nos hemos reencontrado y me ha llenado de satisfacción poderle dar las gracias por haberme ayudado. Hoy sigue siendo una inspiración para mí, y aunque es más joven que yo, tengo mucho que aprender de ella. Me fascina verla bailar. Es muy positiva y ha superado muchas dificultades en su vida para alcanzar su sueño. También sufre y tiene inseguridades; a veces, como tú y como yo, también se siente gorda, en ocasiones se ha «peleado» con su cuerpo y no le ha gustado, pero cada día lo quiere más y va tomando plena conciencia del talento y, sobre todo, del sentimiento y la energía que transmite cuando baila.

En esos años de aprendizaje conté con el apoyo de un *amor*. Sin embargo, mi obsesión con mi cuerpo y con la comida se interponía en todas mis relaciones. Ya fueran de pareja, trabajo, familia o amistad. Seguí junto a mi pareja a costa de no hablarme con mi familia, quienes no entendían lo que me estaba pasando. Todo en mí era pura rebeldía descontrolada. Le daba vueltas en la cabeza al rechazo de mi padre hacia aquel hombre que tanto daño me haría más adelante. No quiso ni siquiera conocerlo. Y tanto me dolía aquella situación, que me aparté por completo de mi familia. Incluso de mi hermana, compañera de atracones y depresiones. Yo no podía ayudarla, porque yo misma estaba tan desfallecida, que me hundiría con ella. Me fui lejos, con **él,** huyendo de mí misma. Estuvimos fuera de Madrid varios años, sin yo tener ningún contacto con mi familia. Sólo les escribía una postal de cuando en cuando para que supieran que estaba bien. Me daba miedo entrar en contacto con ellos, por los reproches, porque no me entendían, y a la vez los echaba de menos. Pensaba mucho en mis abuelos, mi padre, mis hermanos, y a la vez me esforzaba por centrarme en mi propia vida. Me sentía desgarrada por dentro.

Las «espinas» de mi niñez y mi adolescencia, que no me había sacado, seguían doliéndome, y cuando tenía algún problema o una frustración o me daba miedo enfrentarme a un reto, incluso a la felicidad, volvía a tener problemas. Volvía a sentir el ansia y la compulsión irrefrenable de comer y luego vomitar, tomar laxantes... Y hacer muchísimo ejercicio. Me ponía muy nerviosa que me interrumpieran mis sesiones de ejercicio. Aparte de las clases de baile, hacía horas de ejercicio en casa. Siempre he tenido todo tipo de aparatos de gimnasia, ¡que además utilizo! Aunque ahora de forma mucho menos obsesiva. Sin embargo, es cierto que a veces me sigue preocupando el hecho de que creo que no hago suficiente ejercicio.

Al principio de vivir con **él** volvi a engordar bastante porque había sufrido una lesión seria en un pie, producida por un exceso de ejercicio físico y tuve que dejarlo un tiempo largo. Seguí dando clases aun estando lesionada, básicamente por miedo a perder mi buena forma física. Con lo cual el tiempo de recuperación tuvo que ser más largo. Evidentemente eso me hacía castigarme más con la comida, y vuelta a empezar el ciclo. En resumen, creí encontrar el amor, pero eso no fue la solución a mi problema.

¿Dónde está la salida?

«Los trastornos de la alimentación suelen ser graves y difíciles de tratar, pero es importante que las personas que los padecen sepan que pueden encontrar ayuda a su problema.»

INMA AMADOR, *Bienestar y salud*

A lo largo de estos últimos años he estado buscando mi recuperación. ¿Y cómo la definiría? Sentirme liberada de la compulsión por comer y vomitar después. Liberada de la obsesión con mi cuerpo y mi peso. Aceptarme y pensar de verdad que «soy **como soy,** luego existo».

He buscado satisfacer las partes de mí que sentía vacías y confundidas y que yo llenaba con comida y odio hacia mí misma, para poder sobreponerme a mi problema emocional, físico y psicológico. Siempre he sido muy exigente conmigo misma aunque cada vez procuro serlo menos y permitirme hacer más y más cosas, las haga mejor o peor, porque me he dado cuenta de que en mi vida no me arrepiento de nada de lo que he hecho, por bueno o malo que sea, sino de lo que no he hecho.

En definitiva, personalmente y por experiencia, creo que la solución comienza buscando la armonía dentro de este mundo y esta sociedad que formamos cada uno de nosotros y que nos somete a agresiones constantes, y procurar definir cuáles son nuestros deseos «de verdad» (no lo que nuestros padres, amigos, hermanos, etc., quieren que realicemos), y a partir de ahí poner todos los medios para alcanzar nuestros sueños.

Hay que conocerse de verdad, exponernos al máximo a nuevas situaciones y experiencias para poder descubrir cuántas cosas podemos hacer y de lo que somos capaces. Normalmente, de muchísimo más de lo que nosotras mismas nos creemos. Queremos serlo todo para todos y eso no es posible. Tenemos que ser nosotras mismas y querernos y valorarnos por ello. Igual que las personas que nos quieren de verdad lo hacen estemos gordas o delgadas, hayamos comido de más o de menos, hayamos perdido nuestro empleo o acabemos de encontrar el trabajo de nuestra vida, nosotras también tenemos que querernos de la misma manera. Las mujeres que tenemos tantos problemas con nuestra imagen, con nuestro cuerpo y con la comida queremos ser perfectas, y, como la perfección no existe, nos castigamos eternamente, criticando nuestro cuerpo, odiándolo y, a veces, castigándolo con la comida. Tenemos una relación de amor-odio con la comida. Buscamos consuelo en ella, pero a la vez es nuestro peor enemigo. Y la comida no es realmente el problema, tampoco nuestro peso o la talla de la ropa. Es nuestra propia percepción de todo ello. Y no sabemos cómo salir de este atolladero. Hay que comer para vivir. Si dejamos de comer, podemos llegar a la anorexia. Podemos morir. Cuando se tiene un vicio o una adicción, es más fácil «cortar por lo sano», y aunque se pase por un síndrome de abstinencia, una vez superada esa terrible etapa, aunque haya que seguirse controlando toda la vida, basta con mantenerse abstinente por completo. Es más fácil ser abstinente que intentar «restringir» la cantidad de copas o la dosis de droga. Pero con la comida no pasa lo mismo. No podemos erradicarla de nuestras vidas. Tenemos que enfrentarnos a ella día tras día, queramos o no.

Durante los ultimos años mi problema ha sido mucho más «domable» que en las anteriores épocas que he compartido contigo a través de este libro. Las épocas en las que mejor he estado han sido en las que he podido aplacar mi odio hacia mí misma, mis ideas de «todo o nada», de ser «perfecta», y me he tratado con más cariño, paciencia y comprensión. Sobre todo cuando he procurado olvidarme de empezar una dieta «mañana, el lunes, o a primeros de mes o del año». Cada vez que he seguido una dieta, la ansiedad del «control» de la «carencia» me ha hecho sentir la compulsión de comer y tirar por la ventana todos mis esfuerzos de autocontrol. Cada vez que me he propuesto no comer nunca más dulces y semejantes planteamientos radicales, no he podido resistirme ante el escaparate de una pastelería, o el chocolate que guardaba en la cocina para los hijos de mi pareja, lo cual ha disparado el viejo «muelle» que me catapulta a zambullirme en la comida sin medida, odiándome por ello después.

Realmente, el comer compulsivamente, el vomitar, mi preocupación con mi cuerpo, etc., han llegado a estar tan arraigados en mí, que era ya una respuesta condicionada a cualquier tipo de situación en la que me sintiera un poco «extraña», ya fuera positiva o negativa. Como no estaba en contacto con mis sentimientos, en cuanto sentía enfado, miedo, rabia, anticipación, euforia, confusión, casi cualquier emoción que no sabía expresar y aceptar, la negaba y la intentaba ahogar comiendo. En los momentos en que he iniciado una búsqueda espiritual y he podido dejar de preocuparme por adelgazar, por perder peso, por seguir una dieta y simplemente me he planteado comer de todo, pero con medida, es cuando mayor aceptación hacia mí misma he experimentado, cuando más peso he perdido sin recuperarlo, de una forma lenta pero segura. A veces he tenido que conformarme con tener un peso más alto del que yo hubiese querido en el fondo de mi corazón, pero con la tranquilidad de no estar castigando mi cuerpo con grandes y drásticas fluctuaciones.

Leyendo libros de autoayuda, meditando, buscando la espiritualidad y la serenidad interna, casi sin darme cuenta llegué a estar más de dos años seguidos sin vomitar la comida, con un peso más o menos estable. Me permitía comer casi todo lo que quería, dentro de unos límites razonables, y no sentía ninguna compulsión.

Alrededor de mí iban ocurriendo cosas buenas y malas: altibajos económicos, profesionales y emocionales, incluyendo los casi tres o cuatro años que estuve apartada de mi familia porque no encontraba su apoyo hacia mi nueva forma de convivencia con una pareja que yo había elegido y con la que me sentía más feliz de lo que había estado nunca. A pesar de estos altibajos, que me producían confusión emocional y espiritual, llegué a pensar que nunca jamás volvería a tener ansias de comer compulsivamente cantidades ingentes de comida. Creí que ya estaba recuperada. Me olvidé de las dietas y me centré en gustarme a mí misma. Por esa época me mudé de ciudad dos veces dentro de España, y combiné diversas actividades profesionales. Traducía guiones de televisión del inglés al castellano, daba clases de aerobic y danza en un gimnasio, y trabajaba como ejecutiva de cuentas en una agencia de publicidad. Entretanto, aun con problemas sin resolver dentro de mí, queriendo entrar en contacto con mi familia pero temiéndolo a la vez, seguía adelante, en busca de mis metas personales y profesionales. Los kilos de más fueron desapareciendo muy despacito, casi sin darme cuenta, sin seguir ninguna dieta. Me empecé a concienciar de verdad cuando me lo comentaron amigos, y cuando me tuve que comprar ropa nueva y arreglar pantalones que me iban quedando grandes. Esto ocurrió a lo largo de un par de años, al final de los cuales creía que «ya lo tenía todo bajo control».

Las recaídas

«Todo tiene su momento, y cada cosa su hora bajo el cielo.»

ECLESIASTÉS 3: 1

AHÍ no acabó todo. Empecé a cambiar por dentro, admitirme a mí misma que no me gustaba trabajar con horario fijo, ni tener jefes, que soy muy independiente. Por otro lado, había llegado a estar tan confiada de que había superado mi enfermedad, que me olvidé de seguir «tratándola». Había bajado la guardia, y, ante un conflicto profesional, de golpe reaparecieron mis viejos patrones de conducta y reaccioné comiendo cada vez menos, conscientemente. Empecé a mentirle a **él** acerca de lo que había comido, y otra vez entré en patrones de comida erráticos. A la hora de la comida pasaba con tres o cuatro yogures, y por la noche comía algunas galletas con leche. Otros días cenaba un litro de helado o una caja de galletas, y entonces al día siguiente hacía más ejercicio y comía menos. Estaba bastante contenta con mi aspecto, pero no con mi relación con la comida. Me empezó a invadir de nuevo el miedo a volver a engordar y eso me producía una terrible ansiedad. Me acababa de comprar unos vaqueros que me encantaban y con los que me sentía guapísima.

Hacía años que no me había podido poner cómodamente unos vaqueros ceñidos. Me daba miedo que me fueran a quedar pequeños si engordaba. Me empecé a pesar todos los días, incluso más de una vez. De nuevo me sentía deprimida por las mañanas y no tenía ganas de ir a trabajar. En cuanto me veía un poco más hinchada de lo normal, me costaba mucho salir de casa y enfrentarme al mundo. No sabía cómo reaccionar ante mi dolor interno y, finalmente, debido a mi creciente insatisfacción con mi trabajo y mi miedo a engordar, me encontré de repente invadida por aquel monstruo que me empujó a una pastelería, pidiendo un kilo de pasteles para mí sola, sabiendo que acabaría vomitándolos. Mientras los pedía, estaba nerviosa y a la vez pensaba que aún estaba a tiempo de echarme atrás y no comérmelos. Al fin y al cabo, los podía dejar en la cocina de casa para otro momento. Pero el diablillo que tenía sentado sobre un hombro le decía al angelito que tenía en el otro que ya era tarde, que era irremediable, y que **tenía** que seguir comprando más dulces y comérmelos. Tenía el coche aparcado fuera y, al salir, empecé, en medio de la fiebre de ansiedad y compulsión, a devorar un par de bollos que había comprado aparte para írmelos comiendo de camino a casa, hasta que pudiera quedarme a solas con el kilo de pasteles y los batidos que ya tenía en mente prepararme y beberme para poder luego vomitar. De eso estaba segura. En cuanto probé los primeros bocados, supe que iba a comer hasta no poder más, que lo vomitaría y que después me odiaría y me sentiría encerrada en mi cuerpo y desesperada, como en los «viejos tiempos». Había recaído. Poco tiempo antes había llegado a creer que jamás en mi vida volvería a sentir aquella ola de ansia y desesperación. Habían pasado más de dos años desde que me había encontrado cara a cara con la taza del retrete, pero de repente me invadieron de golpe todas las sensaciones de odio hacia mí misma, de repulsión por lo que hacía, de ansiedad por no engordar, a la vez que quería seguir comiendo y comiendo. Cuando llegué a casa me preparé montañas de palomitas de maíz, rociadas con mantequilla de cacahuete derretida, mientras me metía un pastel detrás de otro dentro de la boca. De repente oí una llave en la puerta. Miré el reloj. ¡No era posible que **él** hubiese vuelto tan pronto! ¡Qué vergüenza! Subí corriendo las escaleras de la casa y me encerré en el cuarto de baño y por segunda vez esa tarde me metí los dedos en la garganta, intentando vaciarme de la borrachera de comida. La casa entera olía a palomitas, a pasteles, en la cocina estaba todo tirado, había comida por el suelo... Y se oían mis arcadas desde la calle. Oí **sus** pasos entrar en la cocina, detenerse un segundo y comprender lo que estaba pasando, y subir corriendo las escaleras. Yo seguía intentando vomitarlo todo mientras él llamaba a la puerta del cuarto de baño, y no quería abrirle. No quería tener que admitir mi debilidad delante de **él,** ni siquiera delante de mí. Ya había olvidado que, a veces, no era posible vomitarlo todo. Y esa era una de las veces. Notaba cómo intentaba vaciarse mi estómago, pero que me dolía cuando se quedaba en el intento, porque se había formado una bola de comida compacta que no era fácil sacar. Me dolía tanto la boca del estómago que tuve que dejar de apretármelo y ponerme de pie. Abrí la puerta llorando, sintiéndome humillada, pero sobre todo desesperada porque sólo podía pensar que iba a engordar, que no había podido vomitarlo todo. Me espantaba tanto la idea, que no podía dejar de llorar, sintiéndome impotente, culpable y con ganas de hacerme daño, de hacer daño a aquel cuerpo que me había fallado una vez más y en el que me sentía atrapada. **Él** me abrazaba y me decía que no pasaba nada, pero yo sentía tanta angustia que, aunque me abrazara y me diera su amor, yo no era capaz de recibirlo. Me sentía sola por dentro, porque ese tipo de dolor no lo puedes compartir con nadie.

Empecé a ir a un psicólogo de nuevo. La terapia duró varios meses, hasta que nos volvimos a mudar a Madrid. En aquella ocasión, en la terapia, sentí que sí podía abrirme y sacar fuera mis sentimientos, y con la ayuda del psicólogo me calmé bastante y empecé a devanar el lío de ideas, sentimientos, recuerdos, etcétera, sin resolver que arrastraba del pasado y que me estaban influyendo en mi presente. **Él** me regaló un rompecabezas para distraerme, y en un principio me negué a hacerlo, pero cuando admití que no perdía nada intentándolo, se convirtió en toda una terapia. Me daba cuenta de que a veces encontraba la pieza que encajaba cuando miraba el conjunto desde otra perspectiva. Que otras veces las piezas encajaban rápidamente, pero que en ocasiones me tenía que alejar un rato y luego, cuando volvía de repente, encontraba la que antes me había faltado, y que no había visto por estar demasiado pendiente. Mientras iban encajando las piezas de aquel rompecabezas aplicaba lo que observaba del proceso a mi propia vida y lo convertí en toda una lección de filosofia.

Hoy tengo ese rompecabezas enmarcado y colgado de una pared, y cuando lo miro me acuerdo de que la vida se parece mucho a ese rompecabezas. Todas las piezas encajan, y no tienen el mismo aspecto cuando abres la caja y te las encuentras todas mezcladas en una bolsa que cuando logras juntarlas y ves el cuadro completo. Pero cada pieza tiene su importancia y su lugar. Así somos todos en la vida. Cada uno somos importantes dentro del rompecabezas de la vida. Y dentro de cada una de nuestras vidas hay muchas piezas que está en nuestra mano ir encajando poco a poco.

Y gracias a eso, supe que era el momento de resolver mi pasado con mi familia, y así lo hice. Fui a verlos, a aquella casa donde tanto había sufrido en mi adolescencia. Me costó momentos de dolor y ansiedad, pero una vez abierta esa herida latente la pude empezar a cuidar y curar, y cada vez me dolía menos. Entonces tenía veintiocho años. Me parecía que había transcurrido mucho tiempo y que ya estaba bien de sentir dolor por cosas del pasado.

¿Es sólo una cuestión femenina?

> *«La mujer, mucho más que el hombre, tiende a identificarse ella misma con su cuerpo. Su cuerpo es mucho más autoimagen que en el hombre el suyo.»*
>
> J. TORO y E. VILLARDEL, *Anorexia nerviosa*

LO cierto es que las mujeres nos vemos más presionadas en todos los sentidos por mantener una determinada imagen física delante de los demás, y un determinado comportamiento hacia la comida que no se exige de los hombres. No es lo mismo que una mujer tenga pistoleras que un hombre un poco de barriga. Digan lo que digan, y aunque no lo queramos reconocer, es la verdad. Los hombres cada vez se cuidan más físicamente, incluso en cuestión de estética. Cada vez hay más cremas y potingues para la piel masculina. Antiguamente, cuidarse y preocuparse del aspecto físico era cosa de mujeres y «maricas». Hoy, quizá por comprender que hombres y mujeres somos al fin y al cabo de la misma especie, se está dando creciente importancia a la imagen del hombre en forma y de aspecto cuidado. PERO los hombres siguen pudiendo comer con ganas y en cantidad durante una comida de negocios, mientras que si una mujer se come dos platos enteros de comida con media botella de vino, pan, y luego café y un par de postres, ¿que pensarían de ella? Dímelo tú.

Por lo tanto, es cierto que somos principalmente mujeres las que ahogamos nuestros sentimientos y nuestras ansiedades en la comida, las que nos obsesionamos con estar delgadas, pero a la vez comemos de forma compulsiva y llegamos a vivir pendientes de nuestra imagen y vivimos condicionadas por ello.

Hay más mujeres que llegan a sufrir desarreglos alimentarios que los hombres. Somos más o menos diez mujeres por cada hombre. Por lo tanto, también hay hombres, pocos, afortunadamente para ellos, pero los hay. Lo que ocurre es que por la imagen de «duros» y de eso, de «hombres», que se piensa que tienen que dar, se atreven todavía menos que nosotras a confesar que les obsesiona su aspecto, su gordura, y, lo peor de lo peor, que comen y vomitan. Como ya te he comentado, estoy casi segura que les costaría mucho menos admitir que tienen un problema con la bebida o con las drogas. Espero que los hombres que quizá tengan este problema en mayor o menor medida, también encuentren un apoyo en este libro y se decidan a contarle su problema a alguien y a buscar ayuda.

Tampoco te hablo de hombres obesos que disfrutan de la «buena mesa», como ellos dicen, sino incluso de jóvenes atractivos y con trabajos interesantes, que por fuera parece que lo tienen todo, pero que por dentro están inseguros de sí mismos y se refugian en sus orgías privadas de comida, que luego vomitan para no engordar o que simplemente si les recubre de una capa de grasa «protectora» que los acompleja. Ellos también tienen sentimientos, complejos e inseguridades, pero está peor visto que los expresen. ¡Alguna ventaja teníamos que tener las mujeres en ese sentido! La bulimia, o el comer compulsivamente, sí se da, por tanto, en los hombres. Conozco algunos (pocos) casos, y te puedo asegurar que también lo pasan muy mal. Se sienten incluso más inadaptados, más incomprendidos, más «bichos raros» que nosotras.

Conozco personalmente y por referencia, algunos casos de chicos jóvenes y hombres con problemas de comer en exceso o bien abstenerse de comer y hacer ejercicio de forma compulsiva: es decir, con desarreglos alimentarios y problemas de autoimagen corporal. Si este libro llegara a manos de alguno de vosotros, por favor, sustituid todos los sujetos, artículos y pronombres femeninos por sus homólogos masculinos y aceptad mi invitación de sentiros «en casa» leyendo estas páginas.

Mal de muchas...

«No hay nada más aterrador que sentir que uno está completamente solo y que nadie entiende cómo nos sentimos.»

ABRAHAM TWERSKI

NO tiene por qué ser consuelo de tontas, sino que puede llegar a ser una vía de solución. Hay otro dicho que me gusta más, que es «la unión hace la fuerza». Pues yo creo que sí. El esfuerzo y las energías conjuntas de muchas personas que sufrimos problemas parecidos con nuestro peso, con la comida, nos pueden ayudar a resolver una situación que está más extendida de lo que se piensa, como tú bien sabes por ti misma. Por eso es muy importante reconocer nuestro problema y, junto con otras personas que sufren lo mismo, actuar para ayudar a solucionarlo.

Mira a tu alrededor. Analiza un poco lo que te está pasando, y lo que les está pasando a las mujeres que tienes cerca. Reconoce las conductas y actitudes autodestructivas que nos están afectando. Las consultas de los médicos están llenas de mujeres que quieren adelgazar. Nos venden cremas adelgazantes que compramos como si las fuesen a retirar del mercado, así como pastillas, infusiones, remedios naturales, brebajes, galletas, batidos, etc. La televisión nos bombardea con modelos que viven una vida de «anuncio de televisión», y por supuesto son delgadas y perfectas y por eso siempre sonríen y nos parece que se ríen de nosotras porque ellas saben que son mejores. Nosotras a su lado nos sentimos gordas, lo estemos o no. Lo peor es que fuera de los anuncios, en la vida real, estas modelos sufren los mismos problemas de imagen, incluso peores, porque viven de estar delgadísimas y guapísimas y viven en silencio la esclavitud para con su cuerpo.

Contárselo a un familiar, amigo o una amiga no es tarea fácil. Puede ocurrir que intenten comprenderte o pretendan ayudarte, informándose a fondo de lo que trata tu problema y sus posibles soluciones, o que no lo entiendan y que no sepan qué hacer y, sin querer, se entrometan y dificulten tu camino.

El problema de la bulimia y de la anorexia es que, si no se ha vivido (lo cual es, por supuesto, lo más deseable), me he dado cuenta de que a las personas les resulta extremadamente difícil imaginar la magnitud del problema. Lo absorbente que es y en qué medida te puede dominar física y emocionalmente. Sin embargo, si nos escondemos y no lo contamos, seguirá siendo una afección que las que la padecemos consideraremos vergonzosa, tabú, reprochable, humillante, etc. Si no la sacamos a la luz, seguiremos sufriendo en silencio. Y como creo que ayudarse a sí misma es ayudar a los demás, y viceversa, por eso confío en que al contar yo mi problema pueda ayudarte a ti y a otras personas a daros cuenta de que compartimos prácticamente los mismos sentimientos, aunque nuestras situaciones sean diferentes. No hay nadie que mejor pueda entender y apoyar a un enfermo que otro enfermo.

Si tú no padeces desarreglos alimentarios pero conoces a alguien que sí los sufre, espero ayudarte a comprender la angustia, la impotencia y los sentimientos que embargan a esa persona que quizá no te los pueda comunicar. Sé positivamente que aunque nuestras experiencias sean diferentes, los sentimientos de base son los mismos. Las palabras «angustia», «impotencia», «vergüenza», «desesperación», «montaña rusa», «me odio» son comunes a todas las personas que sufrimos problemas de autoimagen, sobre todo cuando han desembocado en un comportamiento compulsivo incontrolable.

En las series de televisión y en las películas norteamericanas, cuando quieren dar a entender que una chica joven o una mujer tiene un problema emocional, sacan un plano de ella llorando y comiendo helado directamente de un envase enorme, o tabletas de chocolate en la proporción exacta a la gravedad del problema. A pesar de que es un hecho cada vez más real, las protagonistas de estos desamores televisivos siguen siendo guapas y delgadas y eso puede provocar que las adolescentes idealicen la situación. Igual que ocurría con el tabaco cuando hace años en las películas la joven protagonista había sufrido un golpe emocional y aparecía difuminada y envuelta en nubes de humo con una música melódica de fondo, provocando que las demás adolescentes ahogaran sus penas escuchando música triste y fumando un cigarrillo tras otro encerradas en su habitación. Mis «amigas» y yo lo hacíamos. Las películas y las series nos muestran a las chicas guapas y delgadas deprimidas comiendo helados sin parar pero con música de fondo y en un ambiente que puede llegar a resultar hasta romántico. Mientras que a nosotras nos envuelve una mezcla de angustia, odio y desesperación y falta de respeto hacia nuestra persona cuando nos caen manchas de comida al jersey, al meternos puñados de comida en la boca en un ataque que nos empuja, irremediablemente, a llenarnos compulsivamente el estómago hasta no poder más. Hasta que nos falta la respiración, se nos acelera el corazón y tenemos miedo de que alguien nos descubra en este momento de inercia desesperada. No es precisamente un anuncio de televisión.

Y el saber que no somos las únicas, nos debe animar, no a consolarnos pensando que como hay otras personas por ahí sufriendo lo mismo, pues a seguir sufriendo, que no soy la única. Nada de eso. Quererse a una misma cuesta un esfuerzo. Dejar de vivir pendiente de la báscula, de comer compulsivamente en exceso aun cuando queremos adelgazar, o, por el contrario, de controlar cada bocado que ingerimos... Dejar todo esto no es cosa fácil. Y uniendo nuestros esfuerzos a los de otras personas que son como nosotras podemos encontrar soluciones comunes con mayor facilidad. Como vengo repitiendo, ayudarse una misma es ayudar a los demás, y viceversa.

Además, todas somos susceptibles de estos problemas, hasta las mujeres a las que más admiramos. Hace poco tuve ocasión de conocer personalmente a una de las actuales *top-models* internacionales a las que tanto nos gustaría parecernos a la mayoría de las mujeres. Había visto su foto en montones de portadas y artículos de revistas, y cuando supe que la iba a conocer en persona, por motivos de trabajo (iba a ser su intérprete en las ruedas de prensa), me pregunté si sería realmente tan guapa y delgada como en las revistas. Pues sí, es tan alta, guapa y delgada y además muy agradable como persona. Sin embargo, durante las sesiones de trabajo, una de sus relaciones públicas me comentó su preocupación porque la modelo en cuestión comía muy poco y trabajaba mucho. Al menos me consta que uno de los días que estuve con ella sólo había tomado un plátano a la hora de comer. ¿Es ese el precio que tiene que pagar por su profesión? Realmente no sé la historia al completo, pero mi experiencia y mi intuición me hacen pensar que quizá no hay tanta alegría real detrás de las sonrisas de las modelos más famosas. Ellas también tienen complejos. Y a veces parece que nos gusta saberlo. Cuando alguna actriz o mujer famosa admirada por su físico engorda visiblemente, es primera plana de las revistas del corazón y los demás las compramos o las hojeamos en las consultas del médico o en la peluquería y luego lo comentamos con nuestras amigas: «¿Has visto cómo se ha puesto fulanita de tal? ¡Está como una foca, horrible! Con lo guapa que era.» Supongo que al sentirnos presionadas por la imagen de las famosas delgadas y «perfectas», en cuanto vemos que ellas también son humanas y tienen problemas de peso, nos sentimos más normales. Perdonadnos, por favor. Sé que vosotras, las actrices, presentadoras y modelos esculturales también lo pasáis mal por tener que mantener siempre vuestra buena imagen.

Cuestión de sentimientos

«Lo que se puede sentir se puede sanar. Si no te permites sentir lo que pasa en tu interior, no sabrás por dónde empieza el proceso de curación.»

LOUISE HAY, *El poder está dentro de ti*

LA comida no es mi problema, es mi síntoma. Igual que lo eran mis fluctuaciones de peso. Y seguramente nos pasa lo mismo a todas las mujeres (y esos pocos hombres) que nos sentimos gordas e inadecuadas y hemos llegado a entablar esa relación de amor-odio con la comida. Con la comida tenemos un «lío» que nos hace sentirnos infieles incluso hacia nosotras mismas.

A pesar de que sé que no estoy recuperada del todo de mi problema, y todavía hay días en los que cuando me miro al espejo me veo gorda, aunque según los demás no lo estoy, de que me cuesta separarme de la báscula, de que no siempre como racionalmente, y muy de vez en cuando sufro racaídas de bulimia, tengo una idea mucho más clara de por qué empezó todo esto, de por qué me sigue pasando y de por qué nos afecta a tantas personas. Y eso me ayuda a tener fuerzas y seguir adelante, porque veo lo mucho que he progresado, lo mucho que he aprendido y sigo aprendiendo, además de que a través de mi propio dolor y sufrimiento puedo ayudar a otras personas a superar mi mismo problema. No ha sido ni es en vano.

Como ya sabes, yo sentía que no tenía una buena relación con mi familia. Mejor dicho, que nadie de mi familia tenía una buena relación con los demás miembros. Creo que teníamos muchos problemas de comunicación y empatía. A nadie le importaba cómo se sentían los demás. Estábamos demasiado preocupados con cómo nos sentíamos nosotros mismos. No sabíamos expresar nuestro amor, ni nuestro enfado, y aun viviendo todos bajo el mismo techo, cada uno vivíamos encerrados en nuestro mundo. Desde que tuve unos quince años, siempre sentía el ambiente en casa enrarecido y que ninguno teníamos confianza en los demás. Como no podíamos dialogar entre nosotros, estallábamos en discusiones y peleas y pasaban largos periodos en los que algún miembro de la familia no se hablaba con otro, o con ninguno. Estas situaciones se podían prolongar incluso varios meses. A veces había épocas en las que milagrosamente no se producían enfrentamientos e incluso todos nos dirigíamos la palabra entre nosotros. Pero entonces creo que todos teníamos la sensación de que aquello no duraría demasiado, y que era una situación forzada, nada sincera. De hecho, nunca éramos sinceros. No sabíamos serlo. Y de repente, cuando menos lo esperábamos, saltaba una chispa y nuestra relación volvía a explotar en insultos, rabia y reproches.

Me he dado cuenta de que muchas veces el enfado, la ira, es una forma de expresar otros sentimientos que nada tienen que ver: tristeza, miedo, complejos, nervios, cansancio, frustración, aburrimiento, etc. Cuántas personas lanzamos al aire o a otras personas nuestra ira cuando realmente lo que sentimos es algo muy diferente, que no queremos reconocer. Nos cuesta aceptar nuestros propios sentimientos y los canalizamos en un ataque, una manifestación de furia: hacia los demás, hacia nosotros mismos...

En mi familia siempre nos ha costado mucho expresar nuestros sentimientos. Aún hoy, cuando le digo a alguien de mi familia «te quiero» antes de colgar el teléfono o al despedirme, no sabe cómo reaccionar. La verdad es que nunca me lo dicen de vuelta, pero no porque no me quieran. Con el tiempo, y gracias a que he conocido a grandes personas y de que me voy conociendo más a mí misma, cada vez me cuesta menos expresar lo que siento, y no sólo con palabras. Lo que me costaría sería reprimirme. Y cuando le digo a alguien «te quiero», o doy un abrazo o un beso, no es para que me respondan de la misma forma. Es porque lo siento, y necesito decirlo o hacerlo. De la misma manera, el problema de comunicar los sentimientos también se produce para decir las cosas negativas. Las críticas. Hay formas y formas de criticar. Cuando uno se siente inseguro de sí mismo, no sabe criticar de forma constructiva y es capaz de decir cualquier cosa que le venga a la mente, de la forma más hiriente para los que le rodean. El no saber dialogar, el no demostrar nuestro afecto a los demás, el no dialogar abiertamente de lo que sentimos con las personas con las que convivimos, sean esos sentimientos buenos o malos, nos lleva a buscar una válvula de escape que en mi caso ha sido la comida y el atacarme a mí misma, criticándome y odiándome. Doy gracias a que hoy lo sé, a que me siento libre de poder expresar lo que siento, siempre procurando no herir a nadie innecesariamente, ni siquiera (o sobre todo) a mí misma. Pienso que es importante ser sincero con los demás y sinceros con nosotros mismos.

Hace años echaba la culpa de lo que me pasaba a mi relación con mi familia, a la sociedad que me rodeaba, pero la sociedad y las familias somos todos. Es más fácil echarle la culpa de lo que nos pasa a los demás, a las circunstancias, así que pido perdón a todas las personas a las que alguna vez hice daño por culpa de mi «enfermedad». También les perdono a ellos por cualquier actitud hostil que tuvieran conmigo y de la que no eran conscientes. No sabíamos lo que hacíamos.

Aprender a quererte

«Cuando nos amamos realmente a nosotros mismos, todo nos funciona en esta vida.»

LOUISE HAY, *Usted puede sanar su vida*

LO más importante en esta vida, como te he comentado antes, es aprender a quererse una misma. Tenemos que querernos, amarnos y mimarnos. Tenemos que buscar la paz interior, queriéndonos y aceptándonos tal y como somos, con nuestros defectos y virtudes, para, a partir de ese amor y esa aceptación, poder cambiar lo que queramos en nosotras, por dentro o por fuera.

La realidad que nos rodea puede ser de una o de otra manera, pero aunque 100 personas viviésemos exactamente la misma experiencia exterior, cada una la estaríamos percibiendo de una manera absolutamente particular e individual. De modo que si escogemos ver nuestra situación desde un punto de vista negativo, centrándonos sólo en las dificultades, los inconvenientes, las trabas que tenemos, así será nuestro entorno. Porque así es para nosotras. Incluido nuestro cuerpo. Nosotras no somos sólo un trasero, unos pechos, unas piemas, una masa de celulitis pensante. Somos un conjunto formado por un cuerpo, una mente y una parte espiritual o emocional. Cada una que lo llame como quiera. Podemos escoger ver sus aspectos positivos, o los negativos, o el conjunto. Por eso nuestra realidad, en definitiva, la formamos nosotras. Incluso nuestra forma de ser «por dentro» y nuestro cuerpo «por fuera» está en nuestras manos. Pero... ¡qué gran responsabilidad! Es más fácil evadir esa responsabilidad de tomar conciencia de nuestra persona y echarle la culpa a los demás, a las situaciones adversas de lo mal que nos sentimos, de nuestro terrible aspecto, de nuestro fracaso profesional o amoroso, etcétera. Cuando todo son decisiones que tomamos segundo tras segundo. Algunas decisiones son más inconscientes que otras, claro, o más o menos racionales o irracionales. A veces nos equivocamos. Pero así se aprende. No es bueno ni malo equivocarse, simplemente es. Y por eso tenemos que querernos, porque nos lo merecemos y porque no ganamos nada criticándonos y odiándonos. Los días, los meses, los años, la vida... pasará igualmente estemos a bien con nuestra persona o no. Esto me lo tengo que recordar también a mí misma a cada momento, porque yo también soy humana, y eso es lo que me ha llevado a regirme por comportamientos antinaturales de los que todo ser humano somos susceptibles en este mundo en el que un buen día nos encontramos de repente, sin saber ni cómo ni por qué.

Si tu mejor amiga llegase a ti deprimida y llorando por algún problema, seguro (espero) que no escogerías ese preciso momento para criticarla despiadadamente buscando sus puntos más vulnerables y atacarla, aprovechando su mal momento para terminar de «rematarla». No, ¿verdad? Entonces, ¿por qué nos lo hacemos a nosotras mismas? ¿Por qué cuando nos sentimos infelices, confundidas, gordas y feas, no buscamos alguna palabra de ánimo que nos ayudara a salir de ese mal trago? ¿Por qué nos empeñamos en mirarnos al espejo antes de salir a la calle, generalmente para machacarnos más pensando (o diciendo): «¡Pero mira qué pelos llevo! Parezco una bruja», «Vaya cara que tengo esta mañana. Parece que estoy enferma», «Con este culo, no sé ni como salgo a la calle», etcétera. Yo también lo hago, claro, y tengo que recordarme continuamente que no está bien. ¿Por qué no empiezas hoy mismo a mirarte con otros ojos? A mirarte en conjunto y no como «un pelo liso y sin gracia», «un pelo rizado indomable», «un saco de huesos horrible», «un culo como una plaza de toros». Sé buena contigo misma, sonríete y date ánimos. Yo creía que era una tontería, hasta que lo empecé a hacer de vez en cuando, y ahora me doy cuenta de que mi día entero puede cambiar (a mejor) cuando me quiero un poquito más. Es cierto eso de que «actuar como si» va funcionando. Requiere práctica, como todo, pero merece la pena intentarlo. Cuando me miro al espejo y me veo fea, gorda y además con la expresión «agria», pienso: «Bueno, pues como peor ya no me puedo sentir, voy a "actuar como si" me gustara a mí misma, como si fuese atractiva y agradable, a ver qué pasa». A veces, pues, no pasa nada más que mi «diablillo» interno, que todavía tiene bastante fuerza, me dice «mu jer, no te engañes, es que realmente eres fea, gorda y además agria», y yo voy y me lo creo. Otras veces, mi «ángel» espiritual, que voy alimentando poco a poco con mis pensamientos positivos, vence al diablillo, y aunque empiezo «actuando como si», acabo sintiéndome realmente bien, y mi actitud finalmente mejora. Entonces todo me sale mejor y me siento más feliz y disfruto más de la vida. Me permito la «libertad» de escoger cómo quiero sentirme. Y es que generalmente vivimos encarceladas por nosotras mismas sin querer darnos cuenta de que la llave del calabozo la tenemos nosotras y que tenemos que ser nosotras las que nos «demos permiso» para sentirnos bien.

Si te parece que estás demasiado gorda, que estás demasiado delgada, que tu pelo es demasiado liso, o demasiado rizado, que eres muy bajita, o muy alta y desgarbada y te recriminas por ello, ¿qué consigues? Estar incómoda, odiarte.

Vete acostumbrando a que, a menos que tengas dinero y quieras pasar por el quirófano (y aun así, ninguna intervención de cirugía plástica puede reparar nuestro espíritu ni nuestra autoestima), vas a tener que vivir contigo misma tal y como eres hasta el día en que te mueras, así que más vale que te vayas haciendo a la idea y procures convertirte en tu mejor amiga. Busca tus virtudes y potenciales, haz lo que realmente quieras hacer, enfréntate a cualquier miedo. Y sobre todo, quiérete.

Hace relativamente poco me compré lentillas azules, porque nunca me habían gustado mis ojos marrones. Tengo que aclarar que yo no necesito graduación. Como no podía cambiar mi naturaleza, en cuanto tuve dinero para comprarme lentillas de colores me di el capricho. El primer día, al ponérmelas, pensé que definitivamente debía haber nacido con los ojos azules, porque me sentaban mucho mejor. Pero me empecé a dar cuenta de que, cuando me las quitaba, me gustaba mucho más mi propia mirada de ojos marrones, que es mucho más intensa y cálida, que cuando llevo puestas las lentillas azules. Al final, cuando he conseguido verme con el color de ojos con el cual deseaba haber nacido, he descubierto que mis propios ojos no estaban tan mal. Puedo dar gracias que cumplen perfectamente su función y que estéticamente son muy expresivos. De vez en cuando me pongo las lentillas azules, pero más como un complemento, como diversión. Es como cuando me maquillo. No es una negación, sino una exaltación de mi propia naturaleza.

Mi recuperación

«Muchas personas se resisten a pedir ayuda, dado que consideran que al hacerlo se estarían rebajando.»

ABRAHAM TWERSKI

NO hay dos problemas iguales, ni dos mujeres iguales, no hay soluciones iguales al problema de «sentirse gorda», al problema de comer o de hacer dietas compulsivamente, a la bulimia, a la anorexia. Como ya sabes, yo sigo despertándome cada día con el propósito de mejorar, de quererme más y de dejar de castigarme con la báscula, el espejo, la comida, las dietas, y no sé si algún día podré dejar de esforzarme en ello y si el aceptarme a mí misma al final me saldrá de forma natural. Tengo tan arraigado el autorechazo... Pero voy a hacer ahora mismo un ejercicio de «positividad» y voy a pensar que cada día me resulta un poco más fácil, siempre y cuando siga «practicando» quererme, y no me rinda jamás.

Dándome cuenta de que no tenía la suficiente objetividad para comprender por qué me había pasado gran parte de mi vida obsesionada con mi cuerpo y con la comida y, además, corregirlo, he buscado muchas ayudas externas. Aunque la verdadera solución a nuestros problemas siempre hay que buscarla en nuestro interior, hace falta distanciarnos del problema y buscar una guía para ayudarnos, sobre todo, al iniciar el camino hacia la recuperación.

Identificar el posible problema y acudir a un médico para que nos haga unos análisis para ver qué tal anda todo es una buena medida de precaución. Sobre todo si tu caso es verdaderamente de bulimia, y desde luego si eres anoréxica. Pero esto dista mucho de ser la solución última.

Aparte de la ayuda médica, en lo que respecta a la cuestión física, tanto la bulimia como la anorexia son comportamientos físicos que nos vienen dictados por la mente y las emociones, con lo cual es importante buscar un apoyo en ese sentido. Puede ser un psiquiatra, o bien un psicólogo que comprendan a fondo los desarreglos alimentarios. La elección del terapeuta y del tipo de terapia es una cuestión muy personal. Desde luego si no sientes una afinidad con la persona que te va a tratar, lo mejor es que busques a otra. Además, es importante que realmente quieras solucionar tu problema y «te dejes ayudar». No es tarea fácil, te lo aseguro.

El tratamiento de la bulimia o la anorexia pasa por un plano físico, mental y espiritual, como todas las adicciones y enfermedades psicológicas. Hay que empezar por atajar el comportamiento más dañino. En mi propio caso, lo primero de lo primero fue dejar de vomitar y abusar de los laxantes y diuréticos, que eran la manifestación más peligrosa de mi enfermedad.

Esto me daba mucho miedo, porque pensaba que significaría volver a engordar. Pero después del infierno por el que había pasado, nada podía ser tan malo como aquello, y merecía la pena intentarlo. Quería salvar mi pareja, me quería salvar yo misma, y quería sentirme viva. Cuando verdaderamente estuve preparada para recibir ayuda, había tocado fondo hacía tiempo, y tras ello, la vida me había regalado pequeños anticipos de lo que podía ser sentirse libre de la compulsión de comer y de la obsesión de estar delgada. Había experimentado momentos de intensa alegría y momentos de intenso dolor, y quería equilibrar la balanza hacia una mayor serenidad y paz interior.

A finales de mi adolescencia había renegado de la religión y de cualquier tipo de creencia religiosa, convencida de que era «la solución de los tontos». Las respuestas que utilizaban los antiguos (que yo equiparaba a ignorantes) para explicar los fenómenos naturales que les daban miedo: las tormentas, la lluvia, la noche, el fuego, las enfermedades, la muerte... O bien eran manifestaciones de un Dios iracundo, o eran ocurrencias que, aunque aparentemente negativas, siempre ocultaban algo esperanzador. Dependía de la religión. Pensaba que yo debía ser más inteligente que todo eso en este mundo de ciencia y modernidad. Conozco a otras personas a las que les ha pasado lo mismo. En los peores momentos de mi enfermedad, no rezaba ni creía en nada que no fuera la angustia y la desesperación. Cuando toqué fondo, empecé a sentir que tenía que haber algo más, que la vida no puede ser sólo sufrimiento y que éste, de producirse, no podía ser en vano. Empecé a ser más introspectiva, buscando alimentar mi espíritu además de mi cuerpo. Llegué al convencimiento de que estaba rodeada por una fuerza que me podía guiar, siempre que yo estuviera dispuesta y me dejara ayudar. La fuerza podría provenir de mi interior, del cosmos, de la energía colectiva humana... eso me daba igual. Lo importante es que esa fuerza espiritual estaba ahí. Era capaz de percibirla, mediante visualizaciones, meditación y oración (a mi manera). Ya no reniego de la religión; cada cual que sea fiel a sus creencias. Pero, sobre todo, exalto la espiritualidad, la búsqueda de la paz interior, de la armonía entre cuerpo y alma. Cada día hay más libros espirituales que nos pueden abrir las puertas hacia una nueva conciencia, para ayudarnos a mantener el sano juicio dentro de nuestra existencia en este peculiar mundo.

Apoyándome en mi espiritualidad, tuve que modificar poco a poco pautas de conducta, ideas y actitudes que inevitablemente disparaban en mí los síntomas de la bulimia. Buscar la raíz de mi problema: la falta de autoestima, el afán de perfección, de tenerlo todo «bajo control», los ideales de belleza y éxito, etc., fue un paso importante, pero no el único. Además de sentarme a pensar y detallar de qué forma se estaba arruinando mi existencia debido a la bulimia, tuve que reconocer que estas pautas debían cambiar. Mi relación con la comida y con mi cuerpo debía evolucionar.

La intuición, la voz interior que llevamos todos dentro, me ha acompañado y me sigue acompañando en mi recuperación. Siempre me ha hablado, pero antes no la escuchaba. Me dejaba llevar por el ansia animal e irracional, y no escuchaba aquella vocecita. Creo que interiormente sé lo que mejor me conviene en cada momento, pero no siempre hago caso. Si tengo muchísimo sueño, lo más saludable sería dormir, pero a veces lo niego, y me tomo un café para poder seguir trabajando en una traducción o un ensayo a altas horas de la madrugada, para levantarme destrozada al día siguiente, malhumorada y derrotada. Esto no es bueno para la bulimia (ni para ninguna enfermedad). Mi intuición siempre me ha dictado lo que era más o menos conveniente para mí en un momento determinado, pero no siempre he escuchado. Poco a poco he ido subiéndole el volumen a mi voz interior, y cada vez le hago más caso. Cuando me pongo en sus manos, me ayuda a no entrar en conflicto conmigo misma y a no entrar en patrones de pensamiento o conducta negativos.

Cuando mi intuición me dijo que debía de abandonar el uso y abuso de laxantes, diuréticos y dejar de vomitar, pasara lo que pasara, viví periodos en que cuando comía en exceso (o lo creía) me sentía terriblemente mal, por no poder «eliminar» enseguida las calorías ingeridas.

Tuve que enfrentarme a mis miedos. Me centré en sentirme bien, más que en tener un aspecto delgado. Entonces empecé a hacer demasiado ejercicio otra vez, por los motivos equivocados. Es difícil no sustituir un comportamiento compulsivo por otro. Sabía que «controlar» la cantidad o el tipo de comida que comía no servía de nada: para mí eso era ponerme a dieta, y esa sensación de «represión», me disparaba las ganas de comer demasiado otra vez. Así que me concentré en «perderle el miedo» a la comida. No podía huir de la comida como otras veces, tenía que convivir con ella, y comer para vivir. Intenté comer tres veces al día, como una persona «normal», pero tras años de patrones de comida tan aberrantes, me di cuenta de que necesitaba comer menos y más a menudo, para no sufrir ansiedad esperando varias horas hasta mi próxima ingesta. Aquello que nos cuentan de no comer de pie, ni picar sin medida, ni comer nada directamente del envase, era cierto para mí. Si hacía cualquiera de esas cosas, perdía el control. Me di cuenta también que a pesar de que debía reeducarme y aprender a comer de todo con **moderación,** había alimentos de los que, una vez probado el primer bocado, eran irresistibles para mí. Sin embargo, comer algunos de mis alimentos «prohibidos», los más frecuentes en mis atracones, en porciones moderadas y en compañía de otras personas, me ayudaba a no sentir vergüenza por comerme un bollo, galletas o chocolate, y a no sentirme culpable. Además, con éste nuevo comportamiento, nada fácil al principio, me liberaba de la actitud «blanco/negro», «todo o nada» que solía tener, y que alimentaba mi enfermedad.

En los momentos en que despierta de su letargo la vieja y familiar sensación de la compulsión por comer, ante la ansiedad, el miedo, el querer «controlarlo» todo, etcétera, me ayuda esperar un momento y «revivir» en mi mente cada momento del atracón y posterior purga, recordar las sensaciones de «subida» mientras arraso la nevera, el creciente dolor psíquico y físico, la culpabilidad y angustia de la purga, la mañana posterior: la resaca. Sopesando sensaciones, sé que me resultará más beneficioso experimentar el dolor del presente, en pos de un mayor bienestar próximo y futuro. En esta sociedad de «gratificación inmediata», que nos enseña que hay que tenerlo todo ahora, queremos tener paciencia, ¡pero la queremos «ahora»! Las personas que sufrimos de bulimia siempre hemos buscado la gratificación inmediata de nuestros deseos (por autodestructivos que fueran), aunque a la larga nuestro comportamiento nos perjudicara.

El párrafo anterior viene a recordarme que he tenido que aprender a aceptar mis sentimientos y no ahogarlos en comida. Pero claro, los sentimientos a veces duelen. Y del dolor viene el crecimiento. De modo que la recuperación no está exenta de dolor. Pero al sentir ese dolor y dejarlo ser y salir a la superficie, deja de carcomerme las entrañas y disfruto de una mayor libertad. Poco a poco he dejado de ser presa de mis emociones reprimidas.

Las personas que sufrimos desarreglos alimentarios solemos ser muy «negativas» en nuestra forma de pensar. También esto tiene que cambiar, para poder afrontar nuestro problema. Vemos sólo el lado oscuro de la Luna, nuestras lágrimas no nos permiten ver la luz de las estrellas. Al principio tuve que hacer uso de las afirmaciones positivas que describo más adelante, para ayudar a modificar mi hábito de ver el lado negativo de todo. Aún hoy sigo ejercitando mi mente a diario y educándola en el pensamiento positivo.

A lo largo de mi vida, de mi enfermedad, también tuve que reconocer que siempre estaba procurando agradar a los demás. No sabía lo que quería yo realmente. Siempre decía «sí» a todo, y luego me llenaba de rabia porque no tenía tiempo de acometer tantas cosas, o había cosas que realmente no me apetecía hacer. Hablo de relaciones sentimentales, familiares, amistosas, profesionales... El deseo de agradar a todo el mundo, de serlo «todo para todos», era producto de mi falta de autoestima, y además, cuanto más practicaba este comportamiento, menos me quería, y más me hundía en la bulimia. También tuve que aprender que las relaciones son recíprocas. Son un «toma y daca». Hay que aprender a dar y a recibir. A mí siempre me ha gustado más dar que recibir. Aún me cuesta un poco pedir un favor, pero estoy trabajando en ello. Para poder dar hay que saber recibir, y viceversa. Además, tuve que aprender a ser sincera conmigo misma y con los demás. Las personas con desarreglos de la alimentación mentimos mucho en el apogeo de nuestra enfermedad. Si no puedo atender a alguien en un momento determinado, lo digo. Si tengo que rechazar un trabajo por estar sobrecargada, lo hago. Y cuando puedo darle una alegría a alguien o hacerle un favor, me llena de satisfacción, porque no me he perjudicado a mí misma haciéndolo. Incluso una sonrisa sincera es un regalo.

Mi relación con el ejercicio también cambió poco a poco. Sé que a muchas personas les cuesta seguir un programa de ejercicios, pero yo he tenido siempre el problema contrario. El ejercicio era una obsesión para mí. Empecé a relajarme cada vez más en este aspecto, concentrándome en la satisfacción espiritual y física del movimiento de mi cuerpo. Antes intentaba hacer todo tipo de deportes en un solo día. En lugar de concentrarme en metas de tiempo, intensidad o quema de calorías, pasé a centrarme en el placer de la actividad física. La danza, como afición, me ha ayudado mucho en cuanto a expresión corporal. A sentir mi cuerpo y a aunar la cadencia de su movimiento con el de mis pensamientos. Hoy hago ejercicio por sus efectos beneficiosos en cuanto a bienestar físico y mental, y no como purga, o método para adelgazar. Además estoy más al tanto de lo que me piden el cuerpo y la mente. A veces necesito relajarme estirándome o nadando, otras veces expresarme bailando, meditar corriendo o montando en bicicleta, pensar dando un paseo, o desconectar dando saltos en una clase de aerobic. Pero nunca una cosa detrás de la otra. Y procuro no recriminarme cuando un día me resulta materialmente imposible incluir el ejercicio en mi agenda. No se puede hacer todo a la vez.

¿Estoy libre de la bulimia para siempre? Creo que no. El alcohólico es siempre alcohólico, beba o no, como el adicto, el jugador, o cualquier persona que padezca una enfermedad crónica: hipertensión, diabetes... Son enfermedades siempre latentes, pero que se pueden «detener» y tratar. Yo percibo la bulimia de la misma manera. Pero tengo que decir que se puede vivir libre de sus ataduras, haciendo las paces con ella.

Como ves, en mi caso he sido bastante «autodidacta»: he seguido diversas terapias médicas, psiquiátricas y alternativas. He cogido un poco de aquí, otro poquito de allá. No he seguido una misma línea de principio a fin por miedo, vergüenza y desconocimiento. Además, siempre quería resultados «ya», y creía que los demás me podían «quitar» la bulimia. Sin embargo, es un trabajo en equipo. Yo también tuve que poner (sobre todo voluntad) de mi parte. *(No hablo de «fuerza de voluntad», de la cual las personas con desarreglos de alimentación tenemos de sobra. Lo demuestra la capacidad de los anoréxicos de no comer incluso cuando tienen hambre, de resaltar en los estudios, la de los bulímicos de evitar los atracones delante de otras personas, seguir dietas y programas de ejercicio de lo más severos, levantarnos para ir a estudiar o trabajar en días cuando realmente queríamos escondernos del mundo, etc. Me refiero a la «voluntad», el deseo, la disposición, de embarcarse en un proceso de recuperación.)*

Espero que el saber que hay alguien que ha conseguido salir del agujero, y que día a día, trabajando su recuperación, vive para contarlo, te anime a buscar ayuda. Si yo he podido hacerlo por mi cuenta, con un mayor conocimiento y siguiendo un tratamiento adecuado, cualquier otra persona puede seguir un proceso de recuperación con buenos resultados. No hay por qué prolongar el sufrimiento. Hay que darse un respiro.

Herramientas de ayuda

Una vez tenemos las herramientas al alcance de nuestra mano, sólo tenemos que aprender a utilizarlas.

APARTE de que a cada mujer nos dan resultado fórmulas diferentes para solucionar nuestro problema de autoimagen, también he comprobado que hay épocas en que a mí particularmente me va bien cambiar de fórmula. Te contaré las «herramientas» que yo misma he utilizado, o utilizo en mis momentos difíciles, y algunas que he oído comentar a otras mujeres y que les han ayudado a seguir adelante en su camino hacia la recuperación.

Yo misma, además de en la psiquiatría o psicología, he encontrado apoyos prácticos parándome en diferentes refugios por el camino: libros de autoayuda, el naturismo, la homeopatía, la meditación, las afirmaciones positivas, la terapia con cristales, el sintetizador de ondas cerebrales, hablar en alto de mis frustraciones y sentimientos con una grabadora (¡lo más imparcial que hay!).

Al fin y al cabo, tengo que admitir que todo ello me ha ayudado en su momento, aunque no hay «soluciones mágicas». No basta con leer libros que prometen soluciones a nuestros problemas: hay que ponerlos en práctica. Yo leo, escucho, y luego escojo lo que va con mi forma de pensar, con mis creencias y lo aplico a mi caso. Lo que no va conmigo lo dejo a un lado por si me sirve en un futuro, o para otra persona que pueda hacer uso de esa idea o terapia mejor que yo. Quizá te sirva hacer lo mismo.

Terapia de grupo

Hoy soy más humilde, menos perfeccionista y, aunque por naturaleza soy muy independiente, admito que no tengo por qué saber resolver todas mis dificultades yo sola. Me hago un favor a mí misma, y cuando siento que lo necesito, me ayudo a mí misma pidiendo ayuda a otras personas, de viva voz, sin necesidad de manifestarlo haciéndome daño (ni física ni mentalmente). Me he dado cuenta de que el hecho de pedir ayuda incluso mejora mi relación con los demás. Permito a aquellas personas que me estiman sentirse mejor por poder echarme un cable. En otro momento pueden ser algunas de ellas las que me pidan ayuda a mí. De este modo se establece un nuevo canal de comunicación y sentimientos.

REUNIRME Y HABLAR CON PERSONAS QUE COMPARTEN MI MISMO PROBLEMA Y LO QUIEREN SUPERAR

Hablar con otras personas (generalmente siempre somos mujeres, como ya sabes) que, como yo, buscan superarse, y que comparten mi problema de autoimagen, de sentirme gorda, de querer adelgazar, de bulimia, etc., me ayuda a minimizarlo, a sentirme arropada y a buscar nuevos caminos hacia la recuperación. Por eso creo que es importante que nos «destapemos» un poco, para poder encontrarnos entre nosotras y caminar juntas. Podemos compartir nuestras experiencias y contar cómo hemos afrontado determinados problemas, sirviendo de apoyo a otras personas como nosotras, a la vez que tomamos de ellas ideas y formas de actuar que nos pueden ayudar a nosotras a superar nuestro problema.

Hablar de nuestra experiencia nos puede hacer ver nuestro problema desde otro punto de vista. Nos puede ayudar a desdramatizarlo. Muchas veces hemos logrado reírnos de nuestros peores momentos personales cuando los hemos hablado entre varias mujeres que sufrimos distorsiones de autoimagen y problemas con la comida.

EL TELÉFONO

Cuando me siento muy mal conmigo misma, me siento gorda y me odio o tengo muchas ganas de comer por ansiedad, generalmente no sé pedir ayuda. No quiero que nadie se entere de que me encuentro mal, incluso me avergüenzo de ello y conecto el contestador para no tener que enfrentarme «al mundo exterior». Pero voy aprendiendo que una llamada a tiempo puede hacer maravillas. Aun pagando unos recibos de teléfono más altos que la media, personalmente me merece la pena poner una conferencia a una amiga para hablar con ella un rato y comunicarme con alguien cuando más lo necesito.

■ Terapia de «uno»

A veces no necesito ponerme en contacto con otra persona, pero sí ponerme en contacto con mis sentimientos, aclarar ideas. Entonces aplico lo que yo llamo terapias de «uno».

LA GRABADORA

Cuando en los últimos años alguna vez he seguido una terapia con un psicólogo para superar mis problemas de depresión y conflictos con mi cuerpo y la comida, se me hacían muy cortas las sesiones, y siempre salía con la sensación de que no había dicho todo lo que quería. Me di cuenta de que realmente al expresar en voz alta mis pensamientos, mis sentimientos, los comprendía mucho mejor y al final era yo la que al hablar llegaba a conclusiones y soluciones de mis «problemas». Entonces se me ocurrió la idea de comprarme muchas cintas de audio y entre las sesiones con el psicólogo, me marcaba media hora o una hora al día para dedicarla a estar sola en una habitación, expresando en alto mis sentimientos e ideas, igual que hacía en la consulta, pero en lugar de contárselo al psicólogo se lo contaba a la grabadora. En realidad, a mí misma. Tengo muchas cintas grabadas, y realmente la mayoría ni las he vuelto a escuchar, pero sé que si quiero están ahí. Lo que realmente me ayuda es el hecho de hablar en voz alta, sabiendo que nadie me va a juzgar por lo que digo. Me funciona mejor que escribir un diario, porque me obligo a oír mis palabras, a escuchar aquello que a veces me da miedo sólo pensar, y que cuando lo estoy escuchando salir de mis labios, no tengo más remedio que admitírmelo a mí misma. Del mismo modo que al escribir este libro siempre he tenido y tengo la grabadora a mano para registrar una idea en cualquier sitio cuando se me ocurre, la tengo a mano para resolver mis sentimientos. Cuando un día me levanto con ganas de no enfrentarme al resto del mundo, decaída, sintiéndome incompetente, gorda, etcétera, si me siento con la grabadora y explico en voz alta «hoy me da miedo ir a mi clase de baile porque me siento gorda y creo que mis compañeros se van a reír de lo mal que lo hago y lo descoordinada que soy. Además, he tenido una pesadilla horrible, y cuando me he despertado y me he visto la cara hinchada en el cuarto de baño, he sentido angustia y unas ganas desmedidas de ponerme morada, comiéndome todas las galletas que tengo en la cocina...», me suena todo mucho menos terrible y más «solucionable». Suelo decírmelo en ese momento, y contarme las formas que tengo de afrontar esos sentimientos de malestar, para luego seguirlas, claro. Tampoco siempre tengo ganas de coger la grabadora y ponerme a hablar; a veces es más cómodo seguir ocultando mis sentimientos y dejarme llevar por ellos, e ir directamente a la cocina y efectivamente ponerme morada, o no hacer lo que me da miedo hacer mal como ir a clase de baile, escribir, etc., pero que cuando estoy «bien» me gusta hacer.

ESCRIBIR

Lo mismo que con la grabadora, pero poniéndome delante de una hoja en blanco y rellenándola con mis ideas, miedos, pensamientos, sentimientos, etc. Algunas veces utilizo esta herramienta para «racionalizar» mis compulsiones, hacer una relación de lo que va «mal» en mi vida y buscar formas de darle la vuelta a mis hábitos y actitudes negativas para que sean positivas. Ya sean con la comida, el trabajo, mis relaciones con los demás: todo está ligado.

RELAJACIÓN Y MEDITACIÓN

Nuestra relación ambigua con la comida y con nosotras mismas nos produce ansiedad, ¿o es el resultado de la ansiedad? De cualquiera de las dos formas, está claro que es vital apaciguar esa intranquilidad interna si queremos superar nuestros problemas de autoimagen, aceptación y nuestra relación de deseo-rechazo con la comida. Yo he encontrado que, para mi problema (igual que para casi todos los problemas modernos), es vital aprender a relajarse, para que me dé tiempo a respirar hondo y pensármelo dos veces antes de dejarme llevar por una compulsión hacia la comida, o por un odio irrefrenable hacia mi cuerpo. Hay muchas formas de alcanzar la relajación y meditación. Yo soy una persona muy «física», y me relajo mucho haciendo ejercicio durante una hora, estirando mi cuerpo o bailando en una clase de danza, pero hay otras veces en las que lo que necesito es estar sola y relajar mi cuerpo y mi mente de forma consciente. Tengo un «sintetizador de ondas cerebrales» que consiste en unas gafas que emiten un parpadeo de luces a diferentes frecuencias y unos auriculares que hacen lo mismo con sonido, que están conectados a una pequeña consola que contiene un chip, en el cual hay programadas varias secuencias de frecuencias de luces y sonidos que supuestamente inducen al cerebro a diversos estados de consciencia por simpatía: niveles alfa, beta, theta... En determinados momentos, también me ha servido de ayuda, ya que lo único que hay que hacer es conectar el aparato y «dejarse llevar», y no hay que hacer un esfuerzo consciente para relajarse o meditar. Pero más adelante he visto que para mí era más gratificante la relajación o meditación resultante de mi propio trabajo por alcanzar ese estado tan enriquecedor. Hay muchos libros sobre la meditación y cintas de relajación que te pueden ayudar. Yo tengo varias. Las escucho y utilizo la que más va con mi estado de ánimo en ese momento. Siempre hay algún amigo o amiga que tiene una cinta que te puede recomendar por experiencia. En las tiendas las venden precintadas y, cuando las compras, no sabes con lo que te puedes encontrar. Hay de todo en el mercado y conviene saber si lo que te llevas a casa es lo más adecuado para ti.

A veces, simplemente medito entrando en una iglesia, donde me siento a pensar un poco y sentir las «buenas vibraciones» espirituales de ese tranquilo santuario.

■ Terapias «Nueva Era»

CRISTALES

El cuarzo rosa sirve para los desarreglos afectivos y emocionales, la turmalina negra para la depresión, el citrino para que no te afecten los acontecimientos externos... al menos eso dicen los entendidos en la ciencia de los cristales.

En una época determinada de mi vida leía todo lo que encontraba sobre los cristales y sus propiedades, iba a tiendas especializadas en busca de los más adecuados para mi estado anímico y espiritual en ese momento y hacía ejercicios con ellos cada día. «Programaba» los cristales para estar en paz conmigo misma y sentía que lo iba consiguiendo. Ahora se me ha pasado un poco la «fiebre» de los cristales, pero los sigo teniendo y utilizando de vez en cuando. El fondo de esta cuestión es encontrar un «alimento» espiritual que nos llene. Los cristales son sólo un ejemplo.

AFIRMACIONES POSITIVAS

De la misma manera que nos repetimos incesantemente frases negativas sobre nosotras mismas y que se nos quedan «grabadas» en la cabeza porque al final nos las creemos, es la misma táctica, pero al contrario. No es nada que haya inventado yo, pero a mí me ha sacado de algunos momentos muy difíciles, en los que mi autoestima estaba por los suelos. Yo apunto una o dos afirmaciones positivas sobre mí misma o lo que en ese momento me esté preocupando, por ejemplo: «Cada día estoy más y más a gusto conmigo misma», «Estoy más y más equilibrada física, mental y emocionalmente». Incluso me sirvió para perder peso: «Pierdo toda la grasa superflua y me mantengo en mi peso correcto de

55 kilos» (el peso que mantengo actualmente con mi estatura de 1,67). Me suelo concentrar sólo en una afirmación a la vez, hasta que consigo el resultado que busco. Entonces la escribo varias veces al día (generalmente por la mañana y por la noche), repitiéndome la frase mentalmente al mismo tiempo. El motivo de utilizar una sola afirmación a la vez es para recordarla de memoria y para podérmela repetir mentalmente a lo largo del día, sobre todo en momentos en que tengo «demasiado» tiempo para pensar (y generalmente me concentro en ideas negativas): caminando por la calle, conduciendo, durante una clase de baile (cuando me estoy viendo en el espejo).

Al final, si soy persistente, acabo creyéndome la afirmación, que además me ha ayudado a eliminar de mi pensamiento esa otra afirmación negativa en la cual de otra manera me estaría concentrando. La verdad es que al principio, cuesta más pensar afirmaciones positivas. Requiere un esfuerzo, mientras que el repetirnos cosas negativas se ha convertido en un simple hábito. Hay épocas en que me concentro bastante en mis afirmaciones, y cuando lo hago convencida de que funcionarán, te aseguro que me dan resultado. Pero tengo que ser constante, no hacerlo un día y tres no, o sin estar convencida de lo que me digo. Por eso, cuando decido que es el momento de poner en práctica este método, pruebo con dos o tres frases hasta que encuentro la que en ese momento es la más adecuada a mi problema.

EL ESPEJO

Esto es mirarme al espejo, ya esté desnuda después de la ducha, vestida y a punto de salir por la puerta, haciendo ejercicio y sudando, o con una camiseta y un pantalón roto y sin maquillar limpiando la casa. El caso es que, en cuanto me veo en el espejo, me miro a los ojos y me sonrío a mí misma, o me guiño un ojo y me digo una palabra o una frase de ánimo. La que se me ocurra en ese momento. «Cada día estás más guapa», «Sigue así, vas muy bien», «Hoy vas a tener un buen día». No sé, lo que le diría a cualquier amiga. Parece una tontería, pero estamos tan acostumbradas a criticarnos, que al principio cuesta un poco mirarse con «buenos ojos». Naturalmente, siendo humana, hay días que por mucho que lo intento, no soy capaz de decirme ni una cosa bonita, así que busco otro «remedio».

■ Modificar conductas

NO PESARME A TODAS HORAS

Si me subo a la báscula todos los días (ha habido épocas en que incluso lo hacía varias veces), mi peso llega a determinar mi estado de ánimo y me obsesiono con una cifra. Si no me peso nunca, estoy constantemente preguntándome cuánto pesaré. De modo que el término medio de pesarme cada semana o cada quince días es lo que mejor me «sienta». De ese modo me libero de la compulsión de pesarme constantemente, pero sabiendo que tengo una «cita» con la báscula determinado día. No es fácil, para qué nos vamos a engañar. ¡Es una de las cosas que más problemas me causan y más me cuesta superar!

ADIÓS A LA PERFECCIÓN

En mi caso, permitirme ser imperfecta me ha dado la posibilidad de aprender a bailar, empezar a quererme, escribir este libro. Ha supuesto un proceso muy intenso para mí, porque he tenido que revivir momentos, sentimientos y situaciones que estaba intentando olvidar. Sin embargo, algunas veces es necesario sufrir y pasar un mal trago para poder superar una etapa y conseguir tener sueños por los que vivir.

Mi afán de querer hacerlo todo a la perfección ha prolongado mucho mi sufrimiento, porque no era capaz de admitir que se pueden hacer las cosas «regular» o con medida: no podía saltarme una dieta y comerme un sólo bombón. Tenía que comerme toda la caja. No podía hacer sólo diez minutos de ejercicio. O podía hacer ejercicio durante dos horas, o no movía un músculo. O tenía tiempo de limpiar toda la casa, o no hacía ni la cama. No es eso. Hay que eliminar de nosotras el «síndrome de la perfección».

NADA DE «DIETAS»

He llegado a la conclusión de que mi problema no es el de estar más gorda o más delgada, y tampoco el tipo de comida que como. Cada vez que me he puesto a dieta ha supuesto un gran problema para mí, y las ansias de comer que me producía agravaban mi estado, con lo cual he optado por no seguir ninguna dieta «consciente». Las personas como nosotras sabemos que no es lo que comemos, sino «cuánto» comemos, lo que nos hace engordar. Un pastel de chocolate no me hará engordar. Veinte de golpe posiblemente sí. Un filete de carne a la plancha tampoco, pero si todos los días me como siete kilos de filetes a la plancha... El caso es llegar al equilibrio emocional para conseguir el equilibrio físico. Se trata de no verlo todo en blanco o negro y buscar la moderación. No hay comida «buena» ni «mala», sino «cantidades» más o menos perjudiciales y motivos correctos o incorrectos por los cuales comer. Comer por hambre es una necesidad. Comer por aburrimiento, frustración, ansiedad, autocastigo, es un problema, e incluso puede llegar a ser una enfermedad.

DESAHOGARME

Comer compulsivamente y atacarnos a nosotras mismas con la palabra y el pensamiento son formas de desahogo, que como bien sabes son perjudiciales y destructivas y nos crean problemas de comunicación y autoimagen, de los que ya sabemos demasiado por experiencia. Cuando me he dado cuenta de esto, he probado varios métodos para sacar de mí la agresividad, la rabia o el enfado que siento en un determinado momento, de forma que no me hiciese daño. Mi pareja tiene un saco de entrenamiento, y en ocasiones soy yo la que se pone los guantes y da golpes al saco hasta que me siento liberada de todos esos sentimientos sin necesidad de «explotar» por dentro. Hace poco me hice sangre en los nudillos, pero me sentía tan aliviada emocional y físicamente que mereció la pena, ¡aunque no hay por qué llegar a esos extremos! Hundir la cara en un almohadón y chillar hasta que me falla la garganta me causa muchos menos problemas que inflarme a comer o dirigir esos sentimientos negativos hacia mí misma. Me siento un poco estúpida al principio y me da miedo que me oigan los vecinos. ¡Pero he llegado a la conclusión de que mi bienestar es mucho más importante que lo que piensen de mí los vecinos si me oyen chillar a pesar del almohadón! Una vez llegué a romper todos los vasos que tenía en casa tirándolos contra la pared. Tuve que comprar vasos nuevos, pero me sentí mejor por haber roto algo que era reemplazable que si me hubiese roto yo por dentro, que es lo que acaba pasando cuando reprimo demasiado mis sentimientos o me autocastigo con ellos. De todas formas, lo que no hago es alimentar en mí los sentimientos negativos como la ira o el resentimiento.

NO PENSAR «NUNCA JAMÁS»

Concentrarme en el hoy y en el ahora. Intentar no pensar que «nunca más voy a darme un atracón», «siempre tendré que controlarme», «toda mi vida tendré problemas con la comida». Lo intento sustituir por: «Hoy no voy a darme un atracón», «Ahora voy a tener que controlarme», «Hoy tengo problemas con la comida». Esto lo sabemos todas, que es más fácil y más realista concentrarse en el paso que tenemos que dar ahora mismo que agobiarnos pensando en la distancia que nos queda por recorrer para alcanzar nuestro punto de destino.

ACEPTAR MIS SENTIMIENTOS

En ocasiones me sienta bien «darme permiso» para aceptar que siento tristeza, frustración, cansancio, enfado, nervios, y dejar que «así sea». Puedo sentir enfado o tristeza sin necesidad de sentirme culpable. No tengo por qué lanzarme a comer por ello. Entonces siento además que es el momento de:

TRATARME BIEN

En el pasado, cuando me sentía gorda y me odiaba, no me hacía «ni caso». No hacía nada que pudiera significar «tratarme bien». Hoy, a pesar de que algún día me sienta mal, aun así me pongo crema después de la ducha. Me permito darme un largo baño con espuma, ir a la peluquería, o hacerme las mechas yo en casa, ponerme una mascarilla, darme un masaje. Todas sabemos que esto nos levanta el ánimo, aunque sea un poquitín. Pero hay que hacerlo. Cuando estoy en conflicto conmigo misma y con mi imagen, tengo que esforzarme en tratarme bien, como haría con otra persona que estuviera en mi lugar. Luego siempre me siento mejor.

Los grupos de apoyo

EL PROGRAMA DE «DOCE PASOS»

EXISTE un programa denominado de «doce pasos», tal como el que utiliza «COMEDORES COMPULSIVOS ANÓNIMOS» (Overeaters Anonymous), basándose en las ideologías y métodos de «Alcohólicos Anónimos», del cual han derivado muchos programas de recuperación para adicciones, incluida la de la comida. Este programa surgió en los años 30, gracias a dos hombres, un médico y un corredor de bolsa, cuyas vidas habían sido destruidas por el alcohol. Lo habían probado todo y aun así no lograban salir de su autodestrucción mediante el alcoholismo. Entre ellos desarrollaron el programa de doce pasos, basándose en la idea de que nadie comprende a un alcohólico mejor que otro alcohólico. Había nacido «Alcohólicos Anónimos». Este programa de recuperación de alcohólicos empezó a tener cada vez más adeptos, y a ser conocido y apoyado por la ciencia médica, reconociendo su eficacia, siempre y cuando el alcohólico trabajara el programa realmente.

Este programa derivó en otros muchos dedicados a la superación de múltiples adicciones y problemas, desde la drogadicción hasta algo tan aparentemente inofensivo como la cafeína y desde luego pasando por la adicción a la comida. Hoy día existe un amplio abanico de grupos de apoyo basados en los principios de Alcohólicos Anónimos, induido el de Comedores Compulsivos Anónimos (Overeaters Anonymous).

Esto son grupos de personas buscando la solución a un problema común y sin afán de lucro alguno. Estos programas se basan en admitir que tu problema ha hecho que tu vida sea ingobernable y que ante tu propia impotencia decides someter tu curación a un «poder superior», que para cada persona significa un concepto diferente, pero que al fin y al cabo es la fuerza espiritual de cada uno. Es una búsqueda de paz y armonía interior a través de los «doce pasos». Es la búsqueda del amor y la aceptación incondicional hacia uno mismo que nos hace concedernos la libertad de elegir, desprendernos de nuestra conducta compulsiva.

Puedes obtener información acerca de las reuniones de «COMEDORES COMPULSIVOS ANÓNIMOS» en tu país, escribiendo a la dirección del «World Service Office» (ver pág. 223).

Yo descubrí que en España existen estos grupos a raíz de haber escrito mi libro, buscando información que añadir en cuanto a centros o apoyos para el tratamiento de los desarreglos alimentarios. Varias personas me han contado su experiencia en estos grupos así como sus historias (difíciles pero esperanzadoras) de recuperación. No todas sufren bulimia, pero el ansia de comer demasiado y el rechazo a la gordura, se padezca o no, es la misma.

Mi familia

«Liberar a otros de las esperanzas que tenemos puestas en ellos es realmente amarlos.»

SHIRLEY MACLAINE, *Dentro de mí*

UNA vez superadas las peores etapas de mi enfermedad, y con una mayor madurez ante mi «despertar emocional y espiritual», tengo una mayor capacidad de amor y de comprensión y aceptación. Esto también revierte de forma significativa en mi familia y amigos.

Últimamente mi relación con los demás, incluyendo mi familia, ha mejorado. Siempre nos hemos querido, pero no siempre nos hemos entendido. Ya no vivimos juntos, y no hacemos exigencias sobre nuestra relación. Y eso es muy positivo. Lo mismo me ocurre con mis amigos. Hoy en día me siento más cerca de mí misma y, por tanto, más cerca de los demás, los acepto como son, con sus defectos y virtudes, así como procuro aceptarme a mí misma también, aunque debo confesar que a veces me cuesta.

Como ya no me exijo ser perfecta, tampoco tengo por qué esperar que mi padre (ni nadie) sea perfecto, como hacía de niña. Hace unos días quedamos a tomar café, y cuando nos despedíamos, me di cuenta de lo bien que me lo había pasado hablando con él. Había estado hablando con otra persona adulta, como yo, comentando cosas sin necesidad de convencernos el uno al otro de nuestros diferentes puntos de vista. Intercambiábamos opiniones e ideas como dos amigos. Ya no nos hacemos reproches. Siento que he evolucionado de tal manera, que puedo hacer lo que me hace feliz sin sentirme culpable. Con mi pareja me siento enamorada, feliz y satisfecha sentimentalmente y eso es lo que importa.

Mi hermana y yo intentamos superar esa relación de amor-competición-odio que teníamos de pequeñas y de muy jóvenes. Nos estamos empezando a conocer de nuevo y ahora nos respetamos y procuramos comprendernos mejor que antes. Ambas estamos dedicadas a nuestra reafirmación personal, y hemos abierto un nuevo canal de comunicación entre nosotras. Ahora, además de hermanas, queremos ser amigas.

Mis abuelos siempre han sido «mis abuelos» en todo el sentido de la palabra, y como nieta les debo su apoyo y su procurar entenderme, aunque no lo consiguieran por falta de entendimiento de mi enfermedad: la bulimia.

A mis otros dos hermanos (11 y 12 años menores que yo) me los he encontrado de repente adolescentes. Echo de menos no haber podido pasar más tiempo con ellos cuando eran pequeñitos. Estaba demasiado ocupada con mi enfermedad y además sentía que sus padres no me dejaban llevarlos al cine, al parque, etc., porque yo no era «responsable». Ahora también los echo de menos aunque nos vemos de cuando en cuando. Quizá sea tarde o quizá algún día nos acerquemos más. El tiempo lo dirá. Siempre me ha costado mucho ser «la hermana mayor», y siento que de alguna manera me ha «podido» la responsabilidad y la dificultad que entraña «abrir camino», ser la primera. Muchas veces he sentido que había «fracasado» también en ese papel. Después de todo, sufriendo de bulimia/anorexia y las consecuentes depresiones, no estaba dando un buen ejemplo.

Ahora también comprendo mejor a la esposa de mi padre (no utilizo la palabra «madrastra», por sus terribles connotaciones negativas, gracias a conocidos cuentos para niños). Enfrentada a las dos hijas celosas y posesivas que ya tenía su nuevo marido, dejando atrás una familia que se oponía a su matrimonio con un hombre divorciado. No es precisamente tarea fácil para una mujer.

Quién soy hoy

«Imagínate qué sincera, profunda y verdaderamente deseas saber quién eres, de dónde vienes y por qué estás aquí. Imagínate que estás dispuesto a no tener descanso hasta que lo sepas.»

RICHARD BACH, *Uno*

MI proceso de recuperación es continuo, una forma de vida, una búsqueda espiritual, un largo viaje a mi interior que no tiene final.

Aun ahora que estoy recuperándome, a veces tengo pesadillas, en las que cuando en mi «vida real» he estado bien todo el día, me encuentro en plena orgía de comida, sin poder parar y metiéndome en la boca comida que me empieza a saber a serrín, mientras yo me siento más y más culpable, y me veo y me noto engordar por momentos. En ocasiones me doy cuenta de que es un sueño y me quiero despertar, pero no puedo y sigo pasando momentos de verdadera angustia cuando me encuentro atrapada en el sueño al igual que me he encontrado en el pasado, atrapada en la vida real. Entonces me despierto, bañada en sudor, y en lugar de sentir alivio, persiste dentro de mí esa horrible sensación del sueño y me parece que la pesadilla va a tomar posesión de mi realidad en cualquier momento. Y es que son muchos años luchando contra una pesadilla que sí que formaba parte de mi vida diaria y de la cual me olvidaba sólo cuando dormía.

Esto quiere decir que lo tengo muy metido en mi «programa» como ser humano y que tengo que hacer cada vez un mayor esfuerzo por «reprogramarme». Y no pienso parar, aunque me fallen las fuerzas, aunque me canse y me vuelva a caer. Siempre me levantaré. Quiero vivir. Y quiero comer para vivir y no vivir para comer. Y sé que lo conseguiré. Y tú también. Pero tenemos que creerlo de verdad.

Profesionalmente, cada vez me he ido aproximando más al ideal que se iba formando en mi cabeza de trabajar por mi cuenta, y he conseguido «independizarme». Como traductora, intérprete. Y ahora por fin estoy haciendo lo que realmente me gusta: escribir. He tenido que hacer trabajos que no me gustaban porque necesitaba ganar experiencia y dinero, pero el esfuerzo y el tesón acaban por dar sus frutos, y al cruzar la barrera del miedo y de la indecisión, al final acabo subiendo ese otro peldaño que me acerca más a la satisfacción personal, partiendo de que la satisfacción completa es una utopía. La insatisfacción bien utilizada nos puede ayudar a superarnos y a progresar como en estos momentos en que me encuentro a gusto escribiendo. Mal utilizada nos puede hacer odiarnos a nosotros mismos, como cuando me embargaba la sensación de comer compulsivamente y luego vomitar para no engordar.

En el último año he podido dedicarme más de lleno a mis clases de danza moderna y de jazz, que tan tarde empecé. El año pasado participé en el festival de fin de curso de una de las academias a las que asisto a clase. Me sentía como una niña pequeña, ilusionada con que viniera a verme «mi chico», mi hermana, mi abuela, una amiga... Fue maravilloso. Incluso me he presentado a algunas audiciones de baile, sólo por el placer de atreverme a hacerlo.

Hoy puedo establecer relaciones de amistad, abrirme a los demás y dejarles una puerta abierta. Sé que no puedo gustarle a todo el mundo, y que tampoco a mí me puede gustar cada persona de este planeta. Y ante esta aceptación, hoy puedo decir que tengo buenos y verdaderos amigos.

Hoy no tengo un gatito, tengo tres. Tres gatas maravillosas que me acompañan cuando estoy trabajando en mi ordenador, que duermen a mis pies ¡y con las que tengo una relación muy profunda! En estos últimos años he tenido que sufrir la muerte de aquel primer gatito, y la pérdida de otros dos, que en épocas de celo se escaparon por el jardín, y nunca más los volví a ver. Sólo espero que estén bien, en algún hogar. Nunca les encerré para evitar que se escaparan en busca de una hembra. El amor para mí, hoy, es desear la felicidad y el bien del ser amado. Mis gatitos llenan un apartado emocional de mi vida muy importante. Me identifico mucho con su forma de ser, de «vivir y dejar vivir».

En el fondo, hoy sigo padeciendo bulimia. Aunque mantengo un peso casi estable desde hace unos tres o cuatro años, diariamente me preocupa mi cuerpo y mi imagen en general. Aunque he progresado mucho: de mi época de comer frenéticamente a casi todas horas y vomitar varias veces en un día, o de pasarme los días intentando no comer nada, ahora esos episodios casi han desaparecido. A pesar de que he aprendido mucho sobre nutrición, dietas, la depresión, bulimia, anorexia, etc., sigo sin sentirme del todo «liberada». La diferencia con respecto a mis primeros años de convivencia con la bulimia es que hoy siento que estoy siguiendo un proceso de recuperación. Ya no me siento absolutamente «arrastrada» por una corriente. Ahora sé que la cuestión no es estar delgadísima o gordísima. La cuestión es sentirme bien y aprender a gustarme incondicionalmente. Sólo así conseguiré lo que quiero. Pero es tan difícil gustarse... En eso radica la recuperación, en la autoaceptación y el amor incondicional hacia una misma, aunque no seamos perfectas. Por definición, el ser humano es imperfecto.

Y a pesar de esta imperfección, intento quererme más día a día, aunque a veces falte a mi clases de danza que tanto me gustan, o cancele cenas, o no vaya a ver a familia o amigos porque me siento gorda con o sin motivo. Sigo intentando quererme aunque me haya comido un helado de chocolate, aunque me levante sintiéndome deprimida por mi aspecto. Sigo intentándolo, contra viento y marea. Y mira que es difícil: con las revistas disparándonos información acerca de la última dieta, las últimas modelos delgadísimas, los últimos bañadores que ponen al descubierto todos los defectos habidos y por haber... Los anuncios de televisión que nos dicen que existen mil potingues mágicos que nos van a hacer adelgazar, ¡e incluso comiendo cuanto queramos! Cremas y más cremas para adelgazar, batidos y más batidos proteínicos. Así, ¿cómo nos vamos a gustar? Pero pienso seguir y seguir intentándolo y espero que tú también. Vamos a «querernos más que ayer pero menos que mañana»... ¡a nosotras mismas! Esa frase tan cursi debería ser nuestro lema personal. Y no sólo hay que decirlo, hay que sentirlo. ¿Qué le dirías a una amiga que se sintiera tan mal como tú? Pues repítetelo a ti misma. No hay que rendirse jamás.

Mientras que iba saliendo de mi «escondrijo» emocional y me abría al mundo, un buen día, que podría ser hace un año, un par de meses, ayer, o bien hoy mismo, me di cuenta de que soy una persona con muchas facetas: a veces soy tímida, a veces extravertida, a veces divertida, a veces depresiva, a veces aburrida, a veces creativa, a veces cariñosa, a veces arisca e insoportable, y muchas cosas más. A veces soy hija, a veces soy hermana, a veces compañera sentimental. A veces profesora de gimnasia, a veces alumna de danza, a veces relaciones públicas, a veces traductora, a veces escritora. Y más. Pero yo soy todas esas cosas y todas esas cosas forman parte de mí. No tengo limitaciones, sólo las que yo me quiera poner. Yo soy la que, cuando se levanta por las mañanas y se mira al espejo, tiene las marcas de las sábanas en la cara y los pelos alborotados por un lado y aplastados por otro, las raíces de las mechas a plena vista, con bolsas debajo de los ojos, sintiéndome como si me hubiese pasado una apisonadora por encima. Pero también soy la que cuando termina de pintarse los labios y arreglarse la melena rubia con reflejos dorados, se guiña un ojo a sí misma antes de salir, llena de confianza, a una reunión de trabajo, porque sabe que está guapísima. He aprendido que no tengo que ponerme las etiquetas de las que hablaba al principio, porque me limitan y limitan mis posibilidades de aprendizaje y de éxito personal. Y así somos todas: polifacéticas. Y por ello gozamos de una gran riqueza interior que debemos valorar.

Por qué he escrito este libro

Siempre he querido escribir, y este libro ha tenido que ser el primero. Con que mi experiencia sirva de ayuda siquiera a una sola persona, habrá merecido la pena contarla.

LLEVABA mucho tiempo queriendo escribir este libro. El motivo principal ha sido porque quería sacar a la luz un problema que afecta a muchas mujeres, que somos, lamentablemente, cada vez más. Y porque me parece que ya está bien de sufrir y de dejarnos manipular por las exigencias de la sociedad, por los medios de comunicación, por las modas.

Ya está bien de castigarnos y de vivir escondiéndonos de los demás y de nosotras mismas porque no estamos a gusto con nuestro cuerpo. ¿Quién tiene derecho a decirnos si tenemos que tener el pecho más grande, el trasero más pequeño y dos años más tarde cambiarnos los esquemas contándonos que no, que el pecho pequeño y las caderas redondeadas y la cintura de avispa es lo que se lleva, y que hay que estar así aunque la naturaleza nos haya hecho con la cintura recta y las caderas estrechas? Es injusto. No hay por qué sentir que nos tenemos que amoldar a una cierta imagen para «ser mejores», para «gustar más» (¿a quién?), cuando lo más importante es estar a gusto con nosotras mismas. No está bien que dejemos de vivir plenamente porque permitimos que los complejos nos dominen y nos hagan sufrir, muchas veces impidiéndonos realizar nuestros sueños.

Personalmente siento que verdaderamente es necesario cuidar del cuerpo, tanto como de la mente, ejercitarlo en la medida que podamos y nos guste y procurar alimentarnos lo mejor posible sin erradicar los caprichos de nuestra vida, pero simplemente porque cuanto mejor cuidadas estemos, nos sentiremos más ágiles y viviremos mejor más tiempo. Está claro que eso nos puede hacer estar lo mejor posible dentro de nuestras posibilidades individuales. Cada mujer es diferente y en eso radica la belleza del ser humano. Podemos sacarnos el mejor partido si nos gusta arreglarnos y cuidarnos, pero no debe ser una esclavitud, sino un placer, una forma de darnos las gracias por estar vivas. En esta vida sólo vamos a tener un cuerpo, y desde luego tenemos que mimarlo al máximo.

Pero también tenemos que cuidar y acariciar nuestra mente y nuestras emociones. Y no permitir que la sociedad, las «amigas», las revistas, etcétera, nos hagan odiarnos y castigarnos porque no somos como «deberíamos» ser según los cánones de belleza que se ha inventado no-sé-quién en ese momento. Ya está bien de hipotecar nuestra adolescencia, nuestra juventud y nuestra feminidad a lo largo de toda la vida, en busca del cuerpo **delgado** perfecto.

A través de este libro quiero ser portavoz de todas las mujeres que por culpa de esta sociedad que formamos todos tenemos problemas de autoimagen, nos sentimos gordas lo estemos o no, vivimos pendientes de nuestro peso y algunas angustiadas porque por culpa de esto nos hemos «enganchado» a la obsesión por la comida, ya sea comiendo en exceso o negándonos a comer. Esto es una enfermedad de las sociedades «desarrolladas». Me da rabia que muchas mujeres en los países desarrollados estemos teniendo problemas porque no podemos dejar de comer, o de ayunar, y nos pasamos la vida pendientes de la báscula y las tallas de ropa, cuando en los países tercermundistas millones de personas mueren con la piel pegada literalmente a los huesos, con el estómago abultado y sirviendo de estación de servicio a las moscas.

Lo único que intento explicar con esto es que nuestra sociedad crea enfermedades como la bulimia y la anorexia que son inconcebibles en lugares donde los alimentos son un sueño dorado en medio del aletargado mundo de la inanición.

Basta ya de sentirnos gordas y odiarnos. Tenemos que querernos a nosotras mismas como a nuestros prójimos. Nosotras, unidas, tenemos la última palabra.

Creo que he tardado en poder escribir este libro que tanto tiempo llevaba en la mente, porque no era capaz de distanciarme lo suficiente de mi problema como para que no me hundiera emocionalmente al escribirlo. Y porque quería que fuese perfecto, y ante el miedo al fracaso (tan frecuente entre bulímicas y anoréxicas), de hacer las cosas mal, es más fácil no empezar siquiera.

Lo he escrito cuando he sentido que de verdad era el momento y que no importaba que no fuese perfecto, sino que, simplemente, fuera. Claro que tengo la impresión de que podría mejorarlo, y de que podía añadir o quitar cosas, y de que podría haberme expresado de otra manera, etc., etc., etc. Pero lo importante es que lo he hecho. He escrito mi experiencia sobre un tema que hasta ahora en los países latinos era poco conocido, que se trataba como si fuese una cosa lejana y poco frecuente. Sin embargo, los trastornos de la alimentación son serios y bastante frecuentes. Las que los padecemos queremos, necesitamos, que la sociedad sepa lo que son, y ayudar a que la medicina y la psiquiatría puedan ofrecer una mayor información de lo que implican estos trastornos a nivel social e individual.

Siento un gran alivio al escribir estas últimas líneas, y sólo espero que a ti te hayan servido para reconocer un problema que quizá tengas tú, una hija, una hermana, una amiga o madre. Podría ser cualquiera de nosotras. Es la cara oculta de la belleza, del deseo de ser delgadas y perfectas.

Y que estas líneas también sirvan para que no te sientas sola, para que nos unamos y busquemos soluciones juntas, para que nos apoyemos e intercambiemos experiencias y aprendamos a aceptarnos, querernos y vivir más plenamente, sin estar «enganchadas» a nuestro peso, a las tallas de ropa y, contradictoriamente, a la comida, que nos da la vida, pero que de la misma forma nos la puede robar.

Nota a tus amigos y familiares

QUISIERA que este libro lo ojearais al menos, que os detuvieseis a leer las partes que os haya señalado vuestra hija, hermana, amiga o madre que ya lo ha leído entero porque de alguna forma se siente identificada... Si no comprendéis por lo que está pasando, ni por qué sufre por su imagen, hacedle un favor e interesaros por su problema. Estas peticiones las hago como persona afectada por un trastorno alimenticio, partiendo de mi propia experiencia y la de otras afectadas como yo. Somos personas diferentes, pero tenemos muchos sentimientos y comportamientos en común.

Por favor, no la recriminéis por sus «debilidades». No la presionéis con «metas» inalcanzables de belleza, de peso, de tallas, de éxitos deportivos, escolares o profesionales. Si os pide ayuda, al menos escuchadla e intentad entender su agonía. Si no la pide, podéis sugerirle que la necesita.

Ayudadla a encontrar soluciones, sobre todo ofreciéndole amor y apoyo. No le hagáis comentarios negativos acerca de su imagen, no le habléis de que está demasiado gorda o demasiado delgada. Por favor, no le hagáis comentarios groseros acerca de su forma de comer (en exceso o en defecto). No fomentéis su autorechazo, en vuestro desconocimiento del problema. Leed lo que podáis sobre los trastornos de la alimentación, preguntad a especialistas. Aprended a identificar los síntomas de un posible problema de autoimagen, para poder cortarlo a tiempo si es posible y que no desemboque en nada más serio. Siempre con empatía y buenas maneras, pero sin darle tampoco «licencia» para manipularos a causa de su problema. Animadla a buscar ayuda profesional o médica si es necesario, a encontrar grupos de apoyo.

El hecho de que uno/a no tenga obsesión por la comida, por estar delgado/a y que esto (afortunadamente) no le trastorne la vida diaria ni la convierta en una pesadilla, no significa que estos problemas no existan. El hecho de que no conozcamos un país porque no lo hemos visitado no significa que no exista. No existe para nosotros, pero sí para sus habitantes.

Lo mismo ocurre con las enfermedades, las obsesiones, las compulsiones, las adicciones. No existen para los que no las padecen, pero no cerremos los ojos y neguemos que hay quien sufre mucho por ellas. Sobre todo cuando es alguien a quien queremos.

No dejemos que vaya a más. Mientras estaba escribiendo este libro he tenido la triste noticia de que una muchacha en Andalucía se ha tirado por la ventana a causa de su bulimia. Las circunstancias exactas no las conozco, pero puedo comprender cómo se ha debido sentir para llegar a esos límites. Y todo por la imagen y el vacío espiritual. Las anoréxicas que no se recuperan suelen morir en la cama de un hospital, tras un lento suicidio. Es menos espectacular pero igualmente triste.

No nos quedemos cruzados de brazos, pensando que esta sociedad no tiene remedio. Admitamos que existen problemas y busquemos soluciones.

El arco iris

LOS últimos días que he dedicado a este libro que me ha causado tanto alivio terminar pero mucho dolor al escribir, ha estado lloviendo sin parar. Para mí han sido días tristones, que me hacen sentir ganas de meterme en la cama a leer un libro y olvidarme de que existe la calle. He sentido que el tiempo por fuera era igual a la tormenta interna por la que he estado pasando últimamente. Ayer al atardecer miré por la ventana y vi el reflejo del sol contra un edificio, mientras el cielo seguía cubierto y lloroso. Miré por si veía el arco iris. Nada. Sin embargo, estaba segura de que ahí fuera había un arco iris. Lo seguí pensando y me asomé varias veces, hasta que de repente, desde la cocina lo vi por la puerta de la terraza. ¡Lo sabía! Salí a la terraza y pude contemplar y fotografiar el arco iris completo. Hacía unos años desde que lo había visto así por última vez. Estaba tan segura de que lo iba a ver, que cuando apareció se me puso la carne de gallina. Era como una señal. Siempre hay un arco iris después de una tormenta. Yo estaba pasando por los últimos momentos de dolor y sentimiento, y cuando no estaba segura de poder terminar mi libro, entonces apareció el arco iris, que me hizo sonreír y saber que estaba muy cerca de conseguir lo que me había propuesto. Y así ha sido.

Epílogo

DE MI PADRE

El devenir humano está sujeto a constantes sorpresas y dificultades técnicas. Por mucho que creamos que lo sabemos todo y por mucho que intentemos controlar nuestro entorno, la verdad es que nunca estamos preparados para nada. Todo es siempre nuevo. Así, resulta que nos casamos sin estar preparados para el matrimonio. Nos embarcamos en la aventura de tener hijos sin saber lo que necesitan. Un buen día y después de una espera de meses, te entregan a tu hijo/a. No sabemos qué necesita, por qué llora, o por qué tiene fiebre. Nos preocupamos e intentamos hacer lo mejor que podemos dentros de nuestras limitadas capacidades. Y ese hijo/a crece y debemos buscarle un colegio (¿público?, ¿de pago?, ¿cerca?, ¿lejos?, ¿bilingüe?) y ayudarle a crecer y a que sea feliz. Siempre, creo, tratamos de hacer lo mejor. Y mientras tanto, tenemos que ganar dinero, buscar alegrías, ayudar a hermanos, padres, amigos. Nos encontramos después que el niño/a ya es adolescente y creemos que ya está la batalla ganada. Pero no es así: nos encontramos con otra situación nueva: ser padres de seres independientes que tienen cualidades y defectos. Nos vanagloriamos de las cualidades y nos culpamos de los defectos. ¿Qué hemos hecho mal? es posiblemente la pregunta que se hacen todos los padres. Nada. Los padres normales nos desvivimos por dar lo que consideramos mejor. Y los hijos no salen ni bien ni mal. Son simplemente entes independientes que deben aprender por su cuenta lo que es el devenir humano. Eso es todo. Yo tengo cuatro hijos y los cuatro son eminentemente inteligentes y diferentes. No son ni buenos ni malos. Son como son. Y así debo aceptarlos aunque me cueste trabajo. No es lícito que los hijos sean como queremos que sean. A veces pienso que si no será la vanidad la que nos mueve a querer que nuestros hijos sean *mejores* (?) que los del vecino.

Estoy aprendiendo a aceptar a mis hijos tal como son. Y estoy satisfecho porque son buena gente, son inteligentes, tienen valor y constancia. Han cometido errores... lo mismo que yo. Ya aprenderán, como creo que están aprendiendo. Espero también que sepan comprenderme a mí como persona. Los hijos creemos que los padres son perfectos y no lo son, claro.

Por muy oscuro que sea el túnel, lo importante es salir de él, o por lo menos ver la luz al final que indica que hay salida.

Aconsejo a los padres que lean esto que no se culpen de nada, porque de nada tienen culpa. Simplemente que ayuden y apoyen y no condenen ni rechacen.

Lorraine es mi hija mayor y admiro su valor, constancia, inteligencia y bondad como persona, no como hija.

DELFÍN CARBONELL BASSET

Otros libros de Lorraine C. Ladish

Cuerpo de mujer, Edaf, 1994. El camino personal de la recuperación de un trastorno alimentario a nivel físico, emocional y espiritual.

Belleza interior, Edaf, 1995. Una serie de artículos enfocados a personas que buscan el equilibrio y la belleza más importante, la que llevamos dentro.

Aprender a querer. 1996. Hacia la superación de la codependencia. Sobre las dependencias afectivas, cómo reconocerlas y afrontarlas.

Más allá del amor. 1998. Amistad, afecto y compromiso. Conseguir tener relaciones libres y de igualdad como camino para alcanzar una mayor riqueza de vida.

Libros recomendados

La obsesión de comer, Ediciones Paidós, 1988. Jane R. Hirschmann y Carol H. Munter.

Anorexia nerviosa, Ediciones Martínez Roca, 1987. Josep Toro y Enric Villardel.

Meditaciones para mujeres que hacen demasiado, EDAF, 1993. Anne Wilson Schaef.

Usted puede sanar su vida, Urano, 1984. Louise Hay.

El poder está dentro de ti, Urano, 1991. Louise Hay.

Bienestar y salud, Pirámide, 1992. Inma Amador.

Dentro de mí, Plaza & Janés, 1989. Shirley MacLaine.

¿Cuándo podré empezar una nueva vida?, Paidós, 1992. Abraham Twerski.

Tus zonas erróneas, Grijalbo. Wayne Dyer.

Tus zonas mágicas, Grijalbo, 1993. Wayne Dyer.

Vivir en la luz, Sirio, 1993. Shakti Gawain.

Los doce pasos hacia la liberación espiritual, EDAF, 1993. Jerry Hitchfield.

El libro del Amor, EDAF, 1993. Frank Andrews.

Información de interés

SI así lo deseas, me encantaría recibir una carta tuya hablándome de tu problema, dando tu opinión, o pidiendo información. Creo que debemos hacer saber la magnitud y extensión de nuestro problema. Y lo que nos pasa a cada una. No somos sólo una estadística, somos personas, tenemos sentimientos. A ver si entre todas conseguimos recopilar experiencias, reunir herramientas y poco a poco encontrar mayores y mejores soluciones.

Lorraine C. Ladish
Apdo. Correos n.º 2.551
28080 Madrid. España

COMEDORES COMPULSIVOS ANÓNIMOS

(Overeaters Anonymous)
World Service Office
P.O. BOX 44020
Río Pancho, Nuevo México 87174-4697 U.S.A.

ADANER

(Asociación en Defensa de la Atención a la Anorexia Nerviosa)
Apdo. de Correos 21.080
28009, Madrid. España